WITKOWSKI · PROKOP

Permutiertes Symptomenregister zur Diagnostik genetisch bedingter Syndrome und Merkmalskombinationen

Permutiertes Symptomenregister zur Diagnostik genetisch bedingter Syndrome und Merkmalskombinationen

Dr. rer. nat. habil. Regine Witkowski
Prof. Dr. med. habil. Otto Prokop

AKADEMIE-VERLAG · BERLIN
1978

Dr. rer. nat. habil. Regine Witkowski
Nervenklinik, Abt. für medizinische Genetik,
Bereich Medizin der Humboldt-Universität zu Berlin
DDR - 104 Berlin, Schumannstraße 21–22

Prof. Dr. med. habil. Otto Prokop
Institut für gerichtliche Medizin
der Humboldt-Universität zu Berlin
DDR - 104 Berlin, Hannoversche Straße 6

Erschienen im Akademie-Verlag, 108 Berlin, Leipziger Straße 3–4

Lizenznummer: 200 · 100/508/78
Einband und Schutzumschlag: Nina Striewski
Gesamtherstellung: VEB Druckhaus „Maxim Gorki“, 74 Altenburg
Bestellnummer: 762 442 7 (6426) · LSV 2075
Printed in GDR
DDR 9,– M

Einführung

Die Diagnostik genetisch bedingter Defekte gestaltet sich insofern schwierig, als es sich um jeweils außerordentlich seltene Krankheitsbilder bzw. Mißbildungen handelt, deren große Heterogenität und Variabilität eine nosologische Einordnung noch zusätzlich erschwert. Außerdem tritt nur ein kleiner Teil der Fälle familiär auf, so daß auch die Erblichkeit kein verläßliches Kriterium darstellt.

Ein diagnostisches Vorgehen kann auf drei Ebenen erfolgen:

1. Untersuchung der genetischen Grundlagen selbst

Das einzelne Gen ist als Abschnitt der Desoxyribonukleinsäure (DNS), eines Makromoleküls also, als solches gegenwärtig weder morphologisch noch biochemisch einer direkten Analyse zugängig. Faßbar ist die DNS nur in den Chromosomen und in chromosomalen Aberrationen, die noch immer Dimensionen von mehreren Hunderten bis Tausenden Genen ausmachen. Die Anzahl der Syndrome, die auf derartigen numerischen oder strukturellen Aberrationen beruhen und sich auf diesem Wege diagnostizieren und nachweisen lassen, ist mit gegenwärtig höchstens 20 verglichen mit den etwa 2000 beschriebenen monogen bedingten Krankheiten und Mißbildungen gering. Dazu kommt allerdings noch eine unbegrenzt große Anzahl denkbarer Möglichkeiten von Chromosomenmutationen, die jeweils nur als Einzelereignis bzw. -fall auftreten. Chromosomal bedingte Syndrome oder Chromosomopathien gewinnen jedoch dadurch an Bedeutung, daß sie in ihrer Inzidenz (Häufigkeit unter Neugeborenen) höher liegen als die meisten monogenen Defekte. Die Trisomie 21, also das Down-Syndrom, kommt in Mitteleuropa mit einer Häufigkeit von 1:800 unter Neugeborenen vor, während die Mukoviszidose, die hier als eine der häufigsten monogen bedingten Krankheitsbilder gilt, nur eine Inzidenz von etwa 1:1500 erreicht. Insgesamt liegt die Inzidenz aller Chromosomopathien zusammen bei etwa 1,6%, die monogen bedingten Defekte weit unter 1%.

2. Untersuchung der Genwirkung auf biochemischem Niveau

Gene bzw. Mutationen, direkt nicht faßbar, können an ihrer phänotypischen Wirkung erkannt werden. Am zuverlässigsten ist dabei die Untersuchung des direkten Genproduktes, des vom Gen kodierten Polypeptides in Form eines Enzymeiweißes oder eines Strukturproteins im weitesten Sinne. Das nach einer Mutation abweichend synthetisierte Eiweiß bildet den Ausgangspunkt für alle weiteren biochemischen Verschiebungen und phänotypischen Abweichungen. Man spricht deshalb bei seinem Defekt vom „Basisdefekt" der Krankheit. Die Kenntnis des Basisdefektes ermöglicht einerseits Rückschlüsse auf den Zustand des zugrundeliegenden Gens und ist andererseits der Schlüssel für die diagnostische Einordnung und auch die klinische Beurteilung des Krankheitsbildes. Dabei ergibt sich eine verwirrende genetische Heterogenität von auf klinischem und z. T. auf biochemischem Wege zunächst als einheitlich imponierenden genetisch bedingten Krankheitsbildern. Für die biochemisch als Galaktosämie diagnostizierte Erkrankung z. B. sind bisher drei qualitativ unterschiedliche Basisdefekte festgestellt worden, d. h. drei unterschiedliche Enzymeiweiße, kodiert von drei unterschiedlichen Genen, können jedes für sich eine Störung des Galaktosemetabolismus und damit eine Erhöhung des Galaktosespiegels im Blut verursachen. Diese Erscheinung der möglichen Beteiligung unterschiedliche Genorte an der Verursachung eines klinisch als einheitlich imponierenden Krankheitsbildes bezeichnet man als Genokopie oder Heterogenie. Sie kann erhebliche Konsequenzen für eine substituierende Therapie haben, weshalb eine Diagnostik bis zum Basisdefekt in ihrer Bedeutung weit über das akademische Interesse hinausgeht. Wesentlich öfter unterscheiden sich jedoch gleichartige monogene Defekte quantitativ in ihrem Basisdefekt voneinander. Ein Gen besteht gewöhnlich aus mehreren hundert Untereinheiten, den Nukleotiden. Die den meisten bisher bekannten monogen bedingten Defekten zugrundeliegenden Mutationen, sogenannte Punktmutationen, bestehen nur in der Veränderung eines einzigen Nukleotides. Das bedeutet, ein Gen kann potentiell an mehreren hundert Stellen (Sites), und da wieder jeweils auf verschiedene Weise mutieren. Unterschiedliche Mutationen eines Gens bedingen dann auch unterschiedliche Veränderungen des von diesem Gen kodierten Polypeptids, d. h. eine quantitative Variabilität des Basisdefektes und, mit dem Terminus der klassischen Genetik, eine multiple Allelie. Für einzelne Erbkrankheiten sind bisher bereits sehr viele solcher alleler Formen bekannt, für den Glukose-6-Phosphat-Dehydrogenase-Mangel und für die β-Kette des menschlichen Hämoglobins z. B. jeweils über 100. Hinsichtlich der biologischen Aktivität des abartig synthetisierten Proteins und damit des klinischen Bildes der Krankheit ist dabei je nach Mutation bzw. Allel ein breites Spektrum vom normalen, nicht meßbar Abweichenden bis zum letal Geschädigten zu erwarten. Neuere Untersuchungen haben ergeben, daß der Mensch offenbar in mindestens $^1/_3$ seiner Genorte heterozygot ist, also unterschiedliche Allele aufweist.

Die geschilderte Heterogenität der den Erbkrankheiten zugrundeliegenden Mutationen bzw. Basisdefekte ist ein Grund mit für die Erscheinung der variablen Expressivität. Sie kompliziert nicht nur die Diagnosefindung, sie führt auch zu Problemen bei der ätiologisch-nosologischen Abgrenzung einzelner Krankheitsbilder. Es ist offensichtlich, wie etwa das Beispiel der Galaktosämie zeigt, daß die Einordnung nach herkömmlichen klinischen oder paraklinischen Parametern vielfach bereits nicht mehr genügt; eine durch einen Defekt der Galaktose-1-Phosphat-Uridyltransferase verursachte Galaktosämie unterscheidet sich wesentlich von der durch den Galaktose-Kinase- oder den Uridin-Diphosphogalaktose-Epimerase-Mangel verursachten Galaktosämie. Bei der Zugrundelegung des Basisdefektes wird man konsequenterweise bei einem Teil der Defekte die Krankheit auf den Genort beziehen, d. h. gleicher Locus — gleiche Krankheit (ungeachtet verschiedener Mutationen). Damit zerfallen manche variable aber doch bisher zu einer Einheit zusammengefaßten Syndrome, wie z. B. das Marfan-Syndrom oder das Ehlers-Danlos-Syndrom in einzelne Typen bzw. Krankheiten. Bei anderen Genorten muß man jedoch noch weitergehen, wie das Beispiel der verschiedenen Mutationen für die β-Kette des Hämoglobins zeigt: β-Thalassämie, Sichelzellanämie und verschiedene hämolytische Anämien einschließlich der hämoglobinopathischen Methämoglobinämie beruhen alle auf Mutationen des gleichen Gens, sie lassen sich aber nicht zu einem Krankheitsbild zusammenfassen.

Andererseits würde ein generelles Vorgehen nach dem sich daraus ergebenden Prinzip gleiches Allel — gleiche Krankheit, abgesehen von den Schwierigkeiten des Verfahrens, viele Einheiten zu sehr aufsplittern. Bei der geringen Wahrscheinlichkeit, mit der sich die Mutation eines Gens im gleichen Site auf die gleiche Weise wiederholt, hätte danach jede Sippe ihre eigene Krankheit. Bei der Diagnostik genetisch bedingter Defekte und auch bei dem Umgang mit dem vorliegenden Symptomenregister muß man sich jedoch dieser Heterogenität und damit der Unzuverlässigkeit und interfamiliären Variabilität vieler klinischer und paraklinischer Symptome bewußt sein.

Bisher wurden für etwa 170 der ca. 2000 bekannten monogen bedingten Syndrome und Mißbildungen die Basisdefekte bestimmt. Dabei handelt es sich zum größten Teil um rezessiv vererbte Enzymopathien, d. h. das primäre Produkt des entsprechenden Gens ist ein Enzymeiweiß oder ein Teil davon. In den wenigen bisher aufgeklärten, meist dominant erblichen Defekten, denen die Anomalie eines primären Nicht-Enzymeiweißes oder im weitesten Sinne Struktureiweißes zugrunde liegt, gehören die Hämoglobinopathien und ein Typ des Ehlers-Danlos-Syndroms.

3. Untersuchung auf klinischer Ebene

Am Anfang jeder Diagnostik steht immer das klinische Bild. Die klinische Diagnostik entscheidet über jedes weitere Vorgehen und bleibt bei noch vielen genetisch bedingten Defekten der alleinige Weg zur syndromatischen Einordnung. Ihre grundlegende Bedeutung liegt jedoch nicht nur darin, sondern auch in der Konsequenz für den Kranken. Der Irrweg eines Patienten durch die verschiedenen Spezialdisziplinen und eine Vielzahl belastender Untersuchungen kann über viele Jahre gehen, wenn die diagnostische Einordnung auf klinischer und paraklinischer Ebene nicht gelingt. Bei den sehr seltenen genetisch bedingten Krankheiten wird es dabei aber meistens der jeweils erste und der einzige Fall dieser Art sein, den der primär damit konfrontierte Arzt zu sehen bekommt. Hier an Hand sogleich feststellbarer Symptome eine Hilfestellung zu geben, ist das Anliegen dieses Buches. Dabei haben wir weitgehend auf biochemische, radiologische und andere paraklinische Symptome verzichtet, die dem Arzt zunächst nicht zur Verfügung stehen und die er erst gezielt feststellen kann, wenn er eine Verdachtsdiagnose erhoben hat.

Hinweise zur Benutzung des Symptomenregisters

Entsprechend dem Verwendungszweck des Registers als erstes diagnostisches Hilfsmittel in der klinischen bzw. paraklinischen Praxis haben wir die Symptome nach zwei Gesichtspunkten ausgewählt: Sie sollen 1. bei der ersten Untersuchung sofort feststellbar und 2. für das Syndrom bzw. die spezielle Mißbildungskombination typisch sein, d. h. in mindestens 50% der Fälle vorkommen. Die Diagnose ergibt sich somit nicht aus einem spezifischen Merkmal, sondern aus der Kombination bestimmter Symptome. Der Vorteil des vorliegenden zweidimensionalen gegenüber dem einfachen Registerprinzip liegt darin, daß dem Benutzer das Durchsehen aller in Frage kommenden Syndrome an Hand eines Ausgangsmerkmals erspart bleibt und er zunächst an weitere Symptome herangeführt wird. Bei der notwendigen Beschränkung auf eine begrenzte Anzahl von möglichen Symptomen haben wir solchen den Vorrang gegeben, die selten bei anderen Syndromen und bei Normalpersonen vorkommen. So haben wir z. B. die Vierfingerfurche weggelassen, die zwar für das Down-Syndrom noch vielfach als pathognomonisch gilt, hier jedoch nur in etwa 65% der Fälle auftritt, während sie auch bei vielen anderen Mißbildungssyndromen wie auch bei ca. 3% der Normalpersonen zu finden ist.
Aus computer- und drucktechnischen Gründen mußte der Wortumfang begrenzt werden, so daß z. T. nicht genau definierte Überbegriffe zur Anwendung kamen. So beinhaltet z. B. der Begriff „Rachitis“ auch rachitische Erscheinungen im weiteren Sinne oder „Hörverlust“ unterschiedliche Typen der Schwerhörigkeit und Ertaubung. In diesem Sinne nicht scharf gegeneinander abgegrenzt sind auch Begriffe aufzufassen, wie Zwergwuchs und Minderwuchs oder Sehverlust und Amaurose. Zwar ist der Unterschied zwischen Zwergwuchs und Minderwuchs an Hand der Körperlänge in Beziehung zum Lebensalter genau definiert, in der Praxis ergeben sich jedoch Überschneidungen, indem durch individuelle und längsschnittmäßige Unterschiede innerhalb eines Syndroms entweder nur ein Zwergwuchs oder bereits die Kriterien eines Minderwuchses erreicht werden. Außerdem kann wohl der untersuchende Arzt zwischen solchen Begriffen, wie auch zwischen Begriffspaaren wie Taubheit und Hörverlust in den wenigsten Fällen sofort unterscheiden. Deshalb haben wir auch auf die Angabe der genauen

Definition und auf quantitative Analysen der Begriffe verzichtet unter der Annahme, daß der Benutzer im Zweifelsfalle unter beiden Möglichkeiten sucht.
Das Problem der Auswahl einer Bezeichnung unter mehreren möglichen Synonyma versuchten wir so zu lösen, indem wir jeweils das gebräuchlichste auswählten, ohne Rücksicht auf seine etymologische Herkunft aus der lateinischen bzw. griechischen oder deutschen Fachsprache.
Da eine ätiologische Differenzierung eines Merkmalskomplexes in genetisch oder exogen bedingt eine Diagnose schon voraussetzt, bei Benutzung des Registers also meistens noch nicht getroffen worden ist, haben wir auch eine Anzahl angeborener nicht genetisch bedingter Syndrome, wie z. B. das fetale Alkohol-Syndrom, mit aufgenommen.
Wichtig für die Diagnostik erscheint uns das Lebensalter, in dem die Symptomatik auftritt bzw. zu erwarten ist. Deshalb haben wir das Lebensjahrzehnt, in dem die Krankheit frühestens klinisch erkennbar wird, in Form von Zahlen der Syndrom-Bezeichnung links an den Rand vorangestellt. Weitere Symbole an dieser Stelle bedeuten:

!	angeboren
0	im ersten Lebensjahr manifest.

Andere Symbole und Abkürzungen:

♀	nur im weiblichen Geschlecht vorkommend
♂	nur im männlichen Geschlecht vorkommend
†	ausschließlich Totgeburten oder lebensunfähige Neugeborene
CFD	craniofaciale Dysmorphie
HSM	Hepatosplenomegalie
LKGS	Lippen-Kiefer-Gaumen-Segel-Spalte
*	Symptomenkombination, die unter dem entsprechenden Stichwort in dem „Wörterbuch für die Familienberatung, Genetik erblicher Syndrome und Mißbildungen" von R. Witkowski und O. Prokop, Akademie-Verlag, Berlin, und G. Fischer Verlag, Stuttgart, erwähnt ist.

Bei der Konzipierung und Erarbeitung des Registers haben uns mit Anregungen und Verbesserungen in dankenswerter Weise die Herren Dr. G. Thymnik, Ch. Hartmann und Professor Dr. Dr. G. Grimm geholfen.

Abdomen, aufgetriebenes Dolichocolon Mißgedeihen Konstipation
! **Hirschsprung-Krankheit**

Abdominalmuskelaplasie Hydroureter Hydronephrose
! ♂ **Bauchdeckenaplasie-Syndrom**

Abdominalschmerz Diarrhoe Anämie Leistungsabfall
2 **Colitis ulcerosa**

Abdominalschmerz Diarrhoe Anämie Fieber
2 **Crohn-Syndrom**

Abdominalschmerz Neuropathien Barbiturat-, Sulfonamidunverträglichkeit
1 **Koproporphyrie, erbliche**

Abdominalschmerz, paroxysmaler Fieberschübe Arthralgien
1 **Mittelmeerfieber**

Abdominalschmerz, paroxysmaler Ikterus
1 **Dubin-Johnson-Syndrom**

Abduzenslähmung Paresen, Hi nnerven Dysphagie Dysarthrie Dyspnoe
1 **Bulbärparalyse, progressive, infantile**

Ab eschlagenheit Saccharidintoleranz Polydipsie Polyurie
1 **Diabetes mellitus**

Abgeschlagenheit Sehverlust BSG, beschl. Hörverlust Hämorrhagien
4 **Makroglobulinämie Waldenström**

Abszesse Fieber Furunkel Infektionen, eitrige
0 **Agranulozytose, infantile, erbliche**

Abszesse, rezidiv. Infektionen Staphylococcenanfälligkeit Dermatitis
0 **Hiob-Syndrom**

Achylie Diarrhoe Anämie Oberbauchbeschwerden Haarwachstumsstörungen
2 **Perniziöse Anämie**

Achylie Hypohidrose Xerodermie Arteriitis Schleimhauttrockenheit
0 **Sjögren-Syndrom**

Addisonismus Candidiasis Gonadendysgenesie Anämie Hypothyreose
1 **Endokrinopathie, juvenile, familiäre**

Addison-Symptomatik Tetanien Mißgedeihen Candidiasis
0 **Hypoparathyreoidismus, primärer**

Adduktionsunfähigkeit Strabismus Augenbewegungsstörung, unilaterale
! **Stilling-Türk-Duane-Syndrom**

Adenocarcinome Meläna Polypose, Colon
2 **Polyposis intestinalis**

Adenoma sebaceum Tumoren, multiple Sehverlust Spastizität Anfälle
1 **Tuberöse Sklerose**

Adenomatose Hyperinsulinismus Hyperparathyreoidismus Lipome
2 **Polyadenomatose, endokrine, hereditäre**

Aderhautsklerose Sehverlust
2 **Chorioidea-Sklerose**

Adipositas Taubheit Sehverlust Retinitis pigmentosa Diabetes mellitus
0 **Usher-Syndrom***

Adipositas Arteriosklerose Koliken Xanthome HSM Diabetes mellitus
3 **Hyperlipoproteinämie Typ V**

Adipositas Diabetes mellitus HSM Xanthome Arteriosklerose Coronarschäden
3 **Hyperlipoproteinämie Typ IV**

Adipositas Gynäkomastie Hypogonadismus Amenorrhoe Hochwuchs
1 **Eunuchoidismus, familiärer**

Adipositas Hirsutismus Virilismus Hyperostosis frontalis interna
2 ♀ **Morgagni-Syndrom**

Adipositas Hypogenitalismus Polydaktylie Oligophrenie Retardation
! **Laurence-Moon-Biedl-Bardet-Syndrom**

Adipositas Hypogenitalismus Fotosensibilität Sehverlust Hörverlust Diabetes mellitus
1 **Alström-Syndrom**

Adipositas Oligophrenie Hypogonadismus Hypoglykämie Muskelhypotonie Mißgedeihen
! **Prader-Willi-Syndrom**

Adipositas Hepatomegalie Minderwuchs Erbrechen
1 **Glykogenose Typ VI**

Adontie LKGS Hypodontie Sattelnase Infantilismus Minderwuchs
! **Lippen-Kiefer-Gaumen-Spalte mit Unterlippenfisteln***

Adynamie Ödeme Kopfschmerz Erbrechen Mißgedeihen Polyurie
0 **Bartter-Syndrom**

Akanthosis nigricans CFD Strabismus Hautfurchung, Kopf
1 **Cutis verticis gyrata**

Akanthosis nigricans Nageldystrophie Zahnanomalien Minderwuchs Hautfurchung, Kopf CFD
1 **Cutis verticis gyrata***

Akanthozytose Retinitis Sehverlust Ataxie Steatorrhoe Tremor
0 **Abetalipoproteinämie**

Akinese Muskelrigor Tremor Amimie Anfälle Paresen
5 **Parkinson-Syndrom**

Akinesen Muskelatrophien Ataxie Gangstörungen Dysarthrie
3 **Cerebellare Ataxie, Typ Menzel**

Akromegalie Leukom Hautfurchung, Kopf
1 **Cutis verticis gyrata***

Akromegalie Makrozephalie Geburtsgewicht, hohes Akzeleration
! **Cerebraler Gigantismus**

Akromegalie, Kinn Hyperostosen Hörverlust Sehverlust
2 **Hyperostosis corticalis generalisata**

Akromikrie Hautatrophie, Akren Erythem, Gesicht
1 **Akrogerie**

Akroosteolysen Arthrochalasis Osteolysen Zahnanomalien Frakturen
1 **Akroosteolyse, neurogene**

Akrozephalie Syndaktylien Polysyndaktylien Oligophrenie CFD
! **Akrozephalosyndaktylie**

Akzeleration Akromegalie Makrozephalie Geburtsgewicht, hohes
! **Cerebraler Gigantismus**

Alacrimie Zungenpapillen, fehlende Analgesie Speichelfluß Areflexie
1 **Riley-Day-Syndrom**

Albinismus Taubheit Nystagmus Augenbrauenhypoplasie
! **Tietz-Syndrom**

Albinismus, partieller Blepharophimose CFD Taubheit Minderwuchs
! **Waardenburg-Klein-Syndrom**

Albinismus, partieller Infektionen Hyperhidrose HSM Tränenhyposekretion
! **Chediak-Higashi-Syndrom**

Albinismus totalis Diathesen, hämorrhagische
! **Albinismus totalis**

Allergien Urticaria Trichorrhexis Pruritus Hypotrichose Ichthyose
1 **Netherton-Syndrom**

Alopezie Kachexie Vergreisung Gerodermie Arteriosklerose Zwergwuchs
0 **Hutchinson-Gilford-Syndrom**

Alopezie Hyperkeratosen, follikuläre Palmoplantarkeratose
0 **Keratosis follicularis spinulosa decalvans cum ophiasi**

Alopezie Exantheme Zahnanomalien Pigmentierungsanomalien Blasen
0 ♀ **Bloch-Sulzberger-Syndrom**

Alopezie Kraushaar Zahnanomalien
0 **Wollhaare***

Alopezie Nageldystrophie Diarrhoe Hauteruptionen, Akren
0 **Akrodermatitis enteropathica**

Altern, vorzeitiges Hyperkeratosen Hautatrophie Ulcera Sehverlust Canities praematura
3 **Werner-Syndrom**

Amaurose Nystagmus Pupillotonie Keratoconus Strabismus
0 **Amaurosis congenita, Typ Leber I und II**

Amaurose Bulbusatrophie Hörverlust Oligophrenie Pseudogliom
! ♂ **Norrie-Syndrom**

Amaurose Krämpfe Hurler-Symptomatik HSM Idiotie Niereninsuffizienz
0 **Gangliosidose, generalisierte Typ I**

Amaurose Krämpfe Idiotie Niereninsuffizienz Ataxie
0 **Gangliosidose, generalisierte Typ II**

Amaurose Strabismus Nystagmus Optikusatrophie
! ♂ **Leber-Syndrom**

Amenorrhoe Anosmie Hypogenitalismus Hypogonadismus Eunuchoidismus
1 **Kallmann-Syndrom**

Amenorrhoe Oligomenorrhoe Hirsutismus Sterilität Hypogenitalismus
2 ♀ **Stein-Leventhal-Syndrom**

Amenorrhoe Sekundärbehaarung, rarifiziert Genitalhypoplasie Leistenhernien
! „♀" **Testikuläre Feminisierung**

Amenorrhoe Uterus bipartitus Vaginalaplasie Sterilität Genitalhypoplasie
! ♀ **Mayer-v. Rokitansky-Küster-Syndrom**

Amenorrhoe Hochwuchs Adipositas Gynäkomastie Hypogonadismus
1 **Eunuchoidismus, familiärer**

Amenorrhoe, primäre Infantilismus Eunuchoidismus Osteoporose
! „♀" **Gonadendysgenesie, reine**

Amenorrhoe Haaransatz, tiefer Minderwuchs Ödeme, Füsse Pterygium colli
! ♀ **Ullrich-Turner-Syndrom**

Amimie Anfälle Paresen Akinese Muskelrigor Tremor
5 **Parkinson-Syndrom**

Amimie Paresen Sehverlust Hörverlust Hemiatrophia faciei
! **Moebius-Syndrom**

Amimie Dysphagie Muskelschwäche, faziale Ptosis Augenbewegungsstörungen
2 **Myopathie, okuläre**

Amyotrophie Anfälle Demenz Dysphagie Muskelstarre Dysarthrie
3 **Creutzfeldt-Jakob-Syndrom**

Analatresie Kolobom, Iris Mikrophthalmie
! **Katzenaugen-Syndrom**

Analatresie Polydaktylie
! **Polydaktylie***

Analatresie Triphalangie, Daumen Taubheit
! **Triphalagie des Daumens***

Analatresie Nierenagenesie Beckendysplasie Sympodie
! † **Sirenomelie**

Analgesie Arthropathie Atrophien Skoliose Parästhesien Muskelatrophie
3 **Syringomyelie**

Analgesie Speichelfluß Areflexie Alacrimie Zungenpapillen, fehlende
1 **Riley-Day-Syndrom**

Analgesie Selbstmutilation
! **Analgie, angeborene**

Analhautfalte Zwergwuchs Kyphoskoliose Metatropie Platyspondylie
! **Zwergwuchs, metatropischer**

Anämie Dyspepsie Mißgedeihen Malabsorption Ödeme
0 **Trypsinogenmangel-Syndrom**

Anämie Fieber Abdominalschmerz Diarrhoe
2 **Crohn-Syndrom**

Anämie Hypothyreose Addisonismus Candidiasis Gonadendysgenesie
1 **Endokrinopathie, juvenile, familiäre**

Anämie Infektionen Kräfteverfall Frakturen Schleimhautblutungen
2 **Plasmozytom**

Anämie Leistungsabfall Abdominalschmerz Diarrhoe
2 **Colitis ulcerosa**

Anämie Nierensuffizienz, progrediente Urämie Polydipsie Polyurie
1 **Nephrophthise Fanconi**

Anämie Oberbauchbeschwerden Haarwachstumsstörungen Achylie Diarrhoe
2 **Perniziöse Anämie**

Anämie Oligophrenie Retardation Muskelschwäche Krämpfe Erbrechen
0 **Hyperlysinämie**

Anämie Rachitis Malabsorption Mißgedeihen Diarrhoe Ödeme
0 **Zöliakie**

Anämie Tumoren, Lymphdrüsen, Skelett, Magen, Darm
5 **Kaposi-Syndrom**

Anämie, chronische Splenomegalie Ikterus Hämochromatose
1 **Anämie, hämolytische, mit mehrkernigen Erythroblasten**

Anämie, chronische Hämochromatose HSM
0 ♂ **Anämie hypochrome, sideroachrestische**
Anämie, chronische, nichtsphärozytäre, hämolytische, leichte
1 **Adenosin-Triphosphatase-Mangel**
Anämie, hämolytische Ikterus Minderwuchs Infektionen CFD Extremitätenmißbildungen
! **Sphärozytose**
Anämie, hämolytische
1 **Glukose-Phosphat-Isomerase-Mangel**
Anämie, hämolytische Ikterus Rh-Rezeptoren, fehlende
1 **Rh-null-Krankheit**
Anämie, hämolytische Lymphknotenschwellung HSM Embolien Retinopathie
1 **Sichelzellanämie**
Anämie, hämolytische Methämoglobinämie Panzytopenie
0 **Glutathionreduktase-Mangel**
Anämie, hämolytische Splenomegalie Oligophrenie Verhaltensstörungen
1 ♂ **Phosphoglyzeratkinase-Mangel**
Anämie, hämolytische, progrediente Nephrolithiasis Splenomegalie
1 **Pyruvatkinase-Mangel**
Anämie, hämolytische Ikterus Oberbauchbeschwerden Bohnenunverträglichkeit
1 ♂ **Glukose-6-Phosphat-Dehydrogenase-Mangel**
Anämie, hämolytische Polyzythämie Sulfonamidunverträglichkeit
1 **Hämoglobin Zürich**
Anämie, hämolytische Polyzythämie
1 **Hämoglobine, abnormale**
Anämie, hämolytische Ikterus CFD Elliptozytose Ulcus cruris
1 **Dresbach-Syndrom**
Anämie, hypochrome Hämosiderose Infektionen
1 **Atransferrinämie**
Anämie, hypochrome Minderwuchs Retardation Infektionen
0 **Orotazidurie**
Anämie, makrozytäre Pigmentierungsanomalien Minderwuchs Daumendysplasie
! **Fanconi-Anämie**
Anämie, normochrome Triphalangie, Daumen
! **Triphalangie des Daumens***
Anämie, normozytäre Hypogonadismus Hypertelorismus Retardation
1 **Diamond-Blackfan-Syndrom**
Anämie, hämolytische, chronische
! **Thalassämie-Syndrome**
Anästhesie-Zwischenfälle Halothansensibilität Hyperpyrexie
0 **Hyperpyrexie-Syndrom**

Anästhesie-Zwischenfälle Succinylcholin-Unverträglichkeit, pharmakogenetische
! **Succinylcholin-Überempfindlichkeit**

Anfälle
1 **Myoklonusepilepsie Typ Hartung**

Anfälle Adenoma sebaceum Tumoren, multiple Sehverlust Spastizität
1 **Tuberöse Sklerose**

Anfälle Hörverlust Hurler-Symptomatik Retardation Muskelschwäche
1 **Mukolipidose I**

Anfälle Ataxie Dysarthrie Tremor Gangstörungen Myoklonien
1 **Hunt-Syndrom**

Anfälle Ataxie Hydrozephalus Nystagmus Sehverlust Spasmen
0 **Hydrozephalus infolge Arnold-Chiarischer Mißbildung**

Anfälle Ataxien Muskelatrophie
3 **Akanthozytose, adulte**

Anfälle Demenz Retardation Ataxie Tetraplegie Sehverlust
0 **Gangliosidose, generalisierte Typ II**

Anfälle Demenz Choreoathetose Klumpfuß Sehverlust Dysarthrie
! **Hallervorden-Spatz-Syndrom**

Anfälle Demenz Dysphagie Muskelstarre Dysarthrie Amyotrophie
3 **Creutzfeldt-Jakob-Syndrom**

Anfälle Demenz Marasmus
1 **Myoklonusepilepsie, progressive**

Anfälle Demenz Hyperkinesen Paresen Rigor Tremor
2 **Fahr-Syndrom**

Anfälle Enthirnungsstarre Apathie Tetraplegie Sprachverlust Hörverlust
1 **Scholz-Syndrom**

Anfälle Erbrechen Retardation Oligophrenie Lethargie Ataxie
0 **Hyperammonämie-Syndrom**

Anfälle Erbrechen Retardation Oligophrenie Mikrozephalie
0 **Citrullinurie-Syndrom**

Anfälle Fieberschübe Mißgedeihen Diplegie
0 **Hyperargininämie**

Anfälle Hemiparesen Oligophrenie Glaukom Nävus flammeus, unilateral
! **Sturge-Weber-Syndrom**

Anfälle HSM Skelettdysplasien Frakturen Demenz
1 **Gaucher-Syndrom**

Anfälle Hyperkinesen Sehverlust Makrozephalie Retardation Hörverlust
0 **Spongiöse Degeneration des Zentralnervensystems**

Anfälle Ikterus Katarakt
0 **Galaktosämie-Syndrom I**

Anfälle Infektionen Tremor Sehverlust Paresen Ataxien Hörverlust
1 **Enzephalopathie, nekrotisierende**

Anfälle Mikrozephalus CFD Ausfallserscheinungen, neurologische, multiple Idiotie
! **Lissencephalie***

Anfälle Minderwuchs Retardation Gingivahyperplasie Hurler-Symptomatik HSM
! **I-Zellen-Krankheit**

Anfälle Mißgedeihen Dyspnoe Zyanose Muskelhypotonie Kardiomegalie
0 **Glykogenose Typ II**

Anfälle Muskeldystonie Dezerebration Dyspnoe Uringeruch Minderwuchs
0 **Ahornsirup-Syndrom**

Anfälle Nävi Ausfallserscheinungen, neurologische Mikrozephalie
! **Melanose, neurokutane**

Anfälle Oligophrenie Eunuchoidismus Hypogonadismus Ichthyose
0 **Rud-Syndrom**

Anfälle Oligophrenie Tremor Heißhunger Coma
0 **Hypoglykämie**

Anfälle Paresen Akinese Muskelrigor Tremor Amimie
5 **Parkinson-Syndrom**

Anfälle Tetraplegie Reflexanomalien Mikrozephalie
0 **Mikrozephalie***

Anfälle Retardation Enthirnungsstarre Spastizität Hyperkinesen
1 **Alpers-Syndrom**

Anfälle Retardation Myoklonien Oligophrenie
0 **Karnosinurie**

Anfälle Retardation CFD Petechien Glaukom Muskelhypotonie HSM
! **Cerebro-Hepato-Renales Syndrom (Zellweger)**

Anfälle Retardation Thrombosen Oligophrenie Hochwuchs Linsenektopie
0 **Homozystinurie**

Anfälle Sehverlust Idiotie Ataxie Demenz
2 **Amaurotische Idiotie, familiäre, adulte**

Anfälle Strabismus Oligophrenie Hypogenitalismus Eunuchoidismus
! ♀ **Tetra-X-Frauen**

Anfälle Tetraplegie, spastische Oligophrenie Mikrozephalie
! ♂ **Paine-Syndrom**

Anfälle Zahnanomalien Retardation Heiserkeit Keratosen Schleimhautveränderungen
0 **Lipoidproteinose**

Anfälle CFD Zwergwuchs Retardation Tetraplegie
! **Coffin-Syndrom**

Anfälle Atrophie, Gesichtshälfte Neuralgien Haarausfall
3 **Hemiatrophia faciei**

Anfälle, epileptoide Hyperakusis Übererregbarkeit VB6-Ansprechbarkeit
! **Pyridoxin-abhängige Krämpfe**

Angina pectoris Herzschwäche Linksherzhypertrophie Herztod
1 **Kardiomyopathie, familiäre, idiopathische**

Angina pectoris Purpura Pseudoxanthome Hautatrophie Sehverlust
1 **Pseudoxanthoma elasticum**

Angiome Hepatomegalie Teleangiektasien Epistaxis
1 **Osler-Syndrom**

Angiome, Retina Kopfschmerz Zysten, Pankreas Hämangioblastome
! **v. Hippel-Lindau-Syndrom**

Anhidrose Selbstmutilationen Fieberschübe Retardation
1 **Neuropathie, sensorische, mit Anhidrose**

Anhidrose Hypotrichose Nageldystrophie Hypodontie
! ♂ **Ektodermale Dysplasie, anhidrotische**

Anhidrose Miosis Enophthalmus Ptosis Heterochromie, Iris
0 **Horner-Syndrom**

Aniridie Ataxie
! **Aniridie***

Ankyloblepharon Syndaktylie Genitaldysplasien LKGS Kniepterygium
! **Lippen-Kiefer-Gaumen-Spalte mit Unterlippenfisteln***

Ankylosen Muskelhypoplasien Bewegungseinschränkung Kontrakturen Klumpfüße
! **Arthrogryposis multiplex congenita**

Anosmie Hypogenitalismus Hypogonadismus Eunuchoidismus Amenorrhoe
1 **Kallmann-Syndrom**

Antriebsarmut Dysarthrie Persönlichkeitsverfall
5 **Pick-Syndrom**

Aortenstenose, supravalvuläre Mikrodontie Stimme, tiefe CFD Retardation
! **Aortenstenose, supravalvuläre, isolierte***

Apathie Tetraplegie Sprachverlust Hörverlust Anfälle Enthirnungsstarre
1 **Scholz-Syndrom**

Aphasie Verblödung Gedächtnisstörungen Enthirnungsstarre
5 **Alzheimer-Syndrom**

Apnoe Zyanose Sehverlust Idiotie Mikrozephalie
! **Amaurotische Idiotie, familiäre, kongenitale**

Apoplexien Herzfunktionsstörungen Rötung, Haut, Schleimhaut Polyzythämie
1 **Polycythaemia rubra vera**

Arcus senilis Coronarschäden, frühe Xanthome, Haut, Gefäße
1 **Hyperlipoproteinämie Typ II**

Arcus senilis Xanthome Coronarschäden
3 **Hyperlipoproteinämie Typ III**

Areflexie Alacrimie Zungenpapillen, fehlende Analgesie Speichelfluß
1 **Riley-Day-Syndrom**

Arteriitis Schleimhauttrockenheit Achylie Hypohidrose Xerodermie
0 **Sjögren-Syndrom**

Arteriosklerose Coronarschäden Adipositas Diabetes mellitus HSM Xanthome
3 **Hyperlipoproteinämie Typ IV**

Arteriosklerose Hautmarmorierung Katarakt Zahnanomalien Daumendysplasie
1 **Rothmund-Thomson-Syndrom**

Arteriosklerose Koliken Xanthome HSM Diabetes mellitus Adipositas
3 **Hyperlipoproteinämie Typ V**

Arteriosklerose Zwergwuchs Alopezie Kachexie Vergreisung Gerodermie
0 **Hutchinson-Gilford-Syndrom**

Arthralgien Abdominalschmerz, paroxysmaler Fieberschübe
1 **Mittelmeerfieber**

Arthralgien Arthrosis deformans
3 **Chondrocalcinosis**

Arthritis Hautschuppung, herdförmige, parakeratotische
1 **Psoriasis**

Arthritis Hautschuppung, pustulöse Erythrodermie
1 **Psoriasis**

Arthritis Urinverfärbung Ochronose Osteoporose Nierensteine
3 **Alkaptonurie**

Arthritis, polytope Schmerzattacken Gelenkdeformationen Nierensteine
3 **Gicht**

Arthrochalasis Skleren, blaue Knochenbrüchigkeit Frakturen, multiple
! † **Osteogenesis imperfecta congenita**

Arthrochalasis Spinnenfingrigkeit Retrognathie
! **Achard-Syndrom**

Arthrochalasis Brachydaktylie Zwergwuchs Lendenlordose
! **Hypochondrodysplasie**

Arthrochalasis Luxationen Hautläsionen Cutis laxa Hämatome
! **Ehlers-Danlos-Syndrom**

Arthrochalasis Makrozephalie Skrotumanomalie Minderwuchs CFD
! **Aarskog-Syndrom**

Arthrochalasis Osteolysen Zahnanomalien Frakturen Akroosteolyse
1 **Akroosteolyse, neurogene**

Arthrochalasis Skleren, blaue Knochenbrüchigkeit Frakturen, multiple
0 **Osteogenesis imperfecta tarda**

Arthrochalasis Luxationen Zwerchfellhernien Dislokationen
! **Gelenkeschlaffheit***

Arthropathie Atrophien Skoliose Parästhesien Muskelatrophie Analgesie
3 **Syringomyelie**

Arthrosen Gelenkschwellungen, Finger, schmerzhafte
2 **Polyarthritis, primär-chronische**

Arthrosen Hurler-Symptomatik Minderwuchs Skoliose Kurzhals
1 **Mukolipidose III**

Arthrosen Hyperostosen, Schädel Dyspnoe Sehverlust Hörverlust Paresen
0 **Pyle-Syndrom**

Arthrosen Augenfehler Minderwuchs Ganganomalien Platyspondylie
! **Dysplasia spondylo-epiphysaria congenita**

Arthrosen Gehbehinderung Exophthalmus CFD Skelettdysplasien, multiple
0 **Melnick-Needles-Syndrom**

Arthrosen Kamptodaktylie Minderwuchs Wirbelanomalien
! **Dyggve-Syndrom**

Arthrosen Minderwuchs Coxa vara Rachitis Ganganomalien
1 **Metaphysäre Chondrodysplasie Typ Schmid**

Arthrosen Retardation Rachitis Minderwuchs
0 **Metaphysäre Chondrodysplasie Typ Jansen**

Arthrosen Zwergwuchs Haardystrophie Glockenthorax Nageldystrophie
1 **Knorpel-Haar-Hypoplasie**

Arthrosen, schmerzhafte Gaumenspalte Retinoschisis Sehverlust Hörverlust
1 **Stickler-Syndrom**

Arthrosen, Finger, Zehen, Fingerunbeweglichkeit, epiphysäre
2 **Thiemann-Syndrom**

Arthrosen, leichte, Extremitäten Minderwuchs
1 **Metaphysäre Chondrodysplasie Typ Vaadrager-Pena**

Arthosis deformans Arthralgie
3 **Chondrocalcinosis**

Aspermie Behaarungstyp, weiblich Hypogonadismus Sterilität
2 ♂ **XX-Männer**

Asphyxie Minderwuchs Pulmonalstenose Cariesneigung Zyanose
! **Fallot-Syndrom**

Asphyxien Zyanose
! **Choanalatresie**

Asthma Lungenemphysem Lebercirrhose Bronchitis, chronische
3 **Alpha-Antitrypsin-Mangel**

Asymmetrie CFD Skoliose Pubertas praecox Retardation Zwergwuchs
! **Silver-Syndrom**

Ataxie Sehverlust Myoklonien Enthirnungsstarre Spasmen Demenz
1 **Amaurotische Idiotie, familiäre, juvenile**

Ataxie Taubheit Sehverlust Retinitis pigmentosa
0 **Usher-Syndrom***

Ataxie Anfälle Hörverlust Hurler-Symptomatik Retardation Muskelschwäche
1 **Mukolipidose I**

Ataxie Athetose Spastizität Retardation Tremor Nystagmus Dysarthrie
0 1 **Pelizaeus-Merzbacher-Syndrom**

Ataxie Blasenschwäche Demenz Achromatopsie Nystagmus Sehverlust
1 **Behr-Syndrom**

Ataxie Dysarthrie Teleangiektasien Infektionen Retardation Choreoathetose
0 **Louis-Bar-Syndrom**

Ataxie Dysarthrie Tremor Gangstörungen Myoklonien Anfälle
1 **Hunt-Syndrom**

Ataxie Gangstörungen Dysarthrie Akinesen Muskelatrophien
3 **Cerebellare Ataxie, Typ Menzel**

Ataxie Gangstörungen Dysarthrie Parästhesien Reflexanomalien
3 **Cerebellare Ataxie, Typ Holmes**

Ataxie Gangstörungen Harninkontinenz
5 **Cerebellare Ataxie, Typ Dejerine-Thomas**

Ataxie Hohlfuß Demenz Kyphoskoliose Ophthalmoplegie
1 **Spino-Cerebellare Ataxie mit Ophthalmoplegie**

Ataxie Hydrozephalus Nystagmus Sehverlust Spasmen Anfälle
0 **Hydrozephalus infolge Arnold-Chiarischer Mißbildung**

Ataxie Hypogonadismus Hörverlust
1 **Herrmann-Aguilar-Sacks-Syndrom**

Ataxie Katarakt Minderwuchs Oligophrenie Kyphoskoliose
! **Marinescu-Sjögren-Syndrom**

Ataxie Krämpfe Ausfallserscheinungen, neurologische Retardation
! **Corpus-callosum-Agenesie**

Ataxie Krämpfe Oligophrenie Trichorrhexis Hepatomegalie
0 **Argininbersteinsäure-Syndrom**

Ataxie Minderwuchs Retardation Trichorrhexis Hypothermie Infektionen
0 ♂ **Menkes-Syndrom**

Ataxie Muskelhypotonie Krämpfe Retardation Sprachverfall Dezerebration
1 **Greenfield-Syndrom**

Ataxie Myopie Neuropathie, periphere Caries Sehverlust Hörverlust
1 **Flynn-Aird-Syndrom**

Ataxie Nystagmus Fontanelle, große Tetraplegie Hydrozephalus
! **Hydrozephalus bei Atresie des Foramen Magendie**

Ataxie Nystagmus Hohlfuß Reflexanomalien Kyphoskoliose Demenz
0 **Friedreich-Syndrom**

Ataxie Nystagmus Oligophrenie Muskelhypotonie Fotosensibilität
1 **Hartnup-Syndrom**

Ataxie Oligophrenie Retardation Hyperkinesen Muskeldystonie
0 **Kleinhirn-Hypoplasie**

Ataxie Reflexanomalien Muskelatrophie Hohlfuß Skoliose
1 **Roussy-Levy-Syndrom**

Ataxie Retardation Sehverlust Hemeralopie Retinitis pigmentosa
1 **Retinitis pigmentosa***

Ataxie Steatorrhoe Tremor Akanthozytose Retinitis Sehverlust
1 2 **Abetalipoproteinämie**

Ataxie Tetraplegie Sehverlust Anfälle Demenz Retardation
0 **Gangliosidose, generalisierte Typ II**

Ataxie Tremor Nävi Muskelschwäche, aufsteigende Myotonien
1 **Muskelatrophie, neurale, Typ Dejerine-Sottas**

Ataxie Tremor
6 **Kleinhirnrindenatrophie, späte**

Ataxie Anfälle Erbrechen Retardation Oligophrenie Lethargie
0 **Hyperammonämie-Syndrom**

Ataxie Aniridie
! **Aniridie***

Ataxie Demenz Anfälle Sehverlust Idiotie
2 **Amaurotische Idiotie, familiäre, adulte**

Ataxien Hörverlust Anfälle Infektionen Tremor Sehverlust Paresen
1 **Enzephalopathie, nekrotisierende**

Ataxien Ichthyose Muskelatrophie Hemeralopie Hörverlust Parästhesien Paresen
2 **Refsum-Syndrom**

Ataxien Muskelatrophie Anfälle
3 **Akanthozytose, adulte**

Atherome Lipome Osteome Meläna Fibrome Odontome Polypose, Colon
3 **Polyposis intestinalis III**

Athetose Dysarthrie Quadriplegie Diplegie Spastizität Spitzfuß
0 **Little-Syndrom**

Athetose Skoliose Lordose Zwangsbewegungen Muskeldystonie Krämpfe
1 **Torsions-Dystonie**

Athetose Spastizität Retardation Tremor Nystagmus Dysarthrie Ataxie
0 1 **Pelizaeus-Merzbacher-Syndrom**

Atrophien Ösophagusstenose Augenläsionen Hyperhidrose Blasen
0 **Epidermolysis bullosa**

Atrophien Skoliose Parästhesien Muskelatrophie Analgesie Arthropathien
3 **Syringomyelie**

Atrophie, Gesichtshälfte Neuralgien Haarausfall Anfälle
3 **Hemiatrophia faciei**

Augenbewegungsstörungen Taubheit Wirbeldysplasien Hemiatrophie
! ♀ **Wildervanck-Syndrom**

Augenbewegungsstörungen Ptose Pupillotonie Miosis Strabismus
0 **Ophthalmoplegie***

Augenbewegungsstörungen Amimie Schluckbeschwerden Muskelschwäche, faziale
2 **Myopathie, okuläre**

Augenbewegungsstörungen Myopie Reflexanomalien Retinadegeneration
1 **Ophthalmoplegie***

Augenbewegungsstörungen Hörverlust Lentigines Hypertelorismus
! **Lentigines***

Augenbewegungsstörung, unilateral Adduktionsunfähigkeit Strabismus
! **Stilling-Türk-Duane-Syndrom**

Augenbrauenhypoplasie Albinismus Taubheit Nystagmus
! **Tietz-Syndrom**

Augenfehler Minderwuchs Ganganomalien Platyspondylie Arthrosen
! **Dysplasia spondylo-epiphysaria congenita**

Augenläsionen Hyperhidrose Blasen Atrophien Ösophagusstenose
0 **Epidermolysis bullosa**

Augenmißbildungen Oligophrenie Minderwuchs CFD Retardation Muskelhypotonie
! **Deletions-Syndrome des Chromosoms Nr. 18**

Augenmißbildungen Hyperpigmentierung Dysplasie, ektodermale Fettgewebshernien
! ♀ **Goltz-Gorlin-Syndrom**

Augen, rote Dyskeratose, Mundschleimhaut Konjunktivitis, chronische
1 **Dyskeratosis intraepitheliasis benigna hereditaria**

Ausfallserscheinungen, neurologische Retardation Ataxie Krämpfe
! **Corpus-callosum-Agenesie**

Ausfallserscheinungen, neurologische, multiple Idiotie Anfälle Mikrozephalie CFD
! **Lissencephalie***

Ausfallserscheinungen, neurologische Mikrozephalie Anfälle Nävi
! **Melanose, neurokutane**

Autismus Sprachentwicklungsstörungen Dysarthrie Hörverlust Myopie
! **Eldridge-Berlin-Mc Kusick-Syndrom**

Azidose Retardation Erbrechen Mißgedeihen Lethargie Dyspnoe
0 **Methylmalonazidurie**

Barbiturat-, Sulfonamidunverträglichkeit Abdominalschmerz Neuropathie
1 **Koproporphyrie, erbliche**

Basaliome Papeln, Haut Ichthyosis
1 **Epidermodysplasia verruciformis**

Basalzellepitheliome Kieferzysten Rippenanomalien Palmoplantarkeratose
2 **Basalzellnaevus-Syndrom**

Basalzelltumoren, Haut Cylindrome Epitheliome
2 **Epithelioma adenoides cysticum**

Beckendysplasie Sympodie Analatresie Nierenagenesie
! † **Sirenomelie**

Beckendysplasie Zwergwuchs Retardation Tibia-, Fibulaverbiegung
! **Weismann-Netter-Syndrom**

Behaarungstyp, weiblich Hypogonadismus Sterilität Aspermie
2 ♂ **XX-Mann**

Beugekontrakturen, Finger Kamptodaktylie
3 **Dupuytren-Syndrom**

Beugekontrakturen, Interphalangealgelenke
1 **Kamptodaktylie**

Bewegungen, unwillkürliche Parästhesien
2 **Akromelalgie, erbliche**

Bewegungsarmut Muskelschwäche, aufsteigende Dyspnoe
0 **Muskelatrophie, infantile, progressive, spinale**

Bewegungseinschränkung Wirbeldysplasien Kurzhals Thoraxdysplasie
! **Klippel-Feil-Syndrom**

Bewegungseinschränkung Kyphose Minderwuchs Platyspondylie
1 ♂ **Dysplasia spondylo-epiphysaria tarda**

Bewegungseinschränkung, Hand Handabknickung
! **Madelungsche Deformität**

Bewegungseinschränkung, Hüftgelenk Coxa plana Hüfthinken
1 **Calve-Legg-Perthes-Syndrom**

Bewegungseinschränkung, Hüftgelenk Minderwuchs Coxa vara Kyphoskoliose
1 **Spondylo-metaphysäre Dysplasie (Kozlowski)**

Bewegungseinschränkung, schmerzhafte, unilaterale Osteosklerose, streifige
2 **Leri-Syndrom, Melorheostosis**

Bewegungseinschränkung Brachyphalangie CFD Oligophrenie Minderwuchs
0 **Leri-Syndrom, Pleonosteosis**

Bewegungseinschränkung Kontrakturen Klumpfuß Ankylosen Muskelhypotonie
! **Arthrogryposis multiplex congenita**

Bewegungseinschränkungen Chondrome Knochendysplasien Gangstörungen
! **Knochenchondromatose**

Blasen Alopezie Exantheme Zahnanomalien Pigmentierungsanomalien
0 ♀ **Bloch-Sulzberger-Syndrom**

Blasen Atrophien Ösophagusstenose Augenläsionen Hyperhidrose
0 **Epidermolysis bullosa**

Blasen Dyskeratosen Ichthyosis Erythrodermie
0 **Erythrodermia congenitalis ichthyosiforme bullosa (Brocq)**

Blasen Pigmentierungsanomalien
1 **Pemphigus chronicus benignus familiaris**

Blasen, Hände, Füße
1 **Epidermolysis bullosa**

Blasen, Haut Schleimhaut Nageldysplasie Hyperhidrose Prurigo
1 **Epidermolysis bullosa**

Blasen, induzierte, Haut Hyperpigmentierung
0 **Epidermolysis bullosa**

Blasen, lichtinduzierte Hyperpigmentierung Leberfibrose Urin, roter
4 **Porphyria cutanea tarda**

Blasen, lichtinduzierte Ulcerationen Erythrodontie HSM Urin, roter
0 **Porphyria erythropoetica congenita (Günther)**

Blasen, lichtinduzierte, pharmakogenetische Hautläsionen Koliken Erbrechen
2 **Porphyria variegata**

Blasenschwäche Demenz Achromatopsie Nystagmus Sehverlust Ataxie
1 **Behr-Syndrom**

Blausehschwäche Sehverlust, frühkindlicher Nystagmus Skotome
0 **Optikusatrophie**

Blepharochalasis Oberlippenödem, rezidivierendes Struma Lidschwellung
1 **Ascher-Syndrom**

Blepharophimose CFD Taubheit Minderwuchs Albinismus partialis
! **Waardenburg-Klein-Syndrom**

Blepharophimose Mikrostomie Mikrozephalie CFD Retardation Gaumenspalte
! **Alkohol-Syndrom, fetales**

Blutungen, intestinale, occulte Hämangiome, multiple
! **Blue-Rubber-Bleb-Nävus-Syndrom**

Bohnenunverträglichkeit Anämie, hämolytische Ikterus
1 ♂ **Glukose-6-Phosphat-Dehydrogenase-Mangel**

Brachydaktylie Claviculaaplasie Fontanelle, persistierende Zahnanomalien
! **Dysplasia cleidocranialis**

Brachydaktylie Minderwuchs Schwerhörigkeit Mitralinsuffizienz Synostosen
! **Forney-Robinson-Pascoe-Syndrom**

Brachydaktylie Minderwuchs Retardation CFD Zahnanomalien Hörverlust Thoraxdystrophie
! ♂ **Oto-Palato-Digitales Syndrom**

Brachydaktylie Nageldysplasie Syndaktylien
! **Brachydaktylie***

Brachydaktylie Hypertonie
! **Brachydaktylie***

Brachydaktylie Skelettdysplasien, multiple Kolobom, Makula
! **Kolobom der Makula, Chorioidea und Retina***

Brachydaktylie Zwergwuchs Lendenlordose Arthrochalasis
! **Hypochondroplasie**

Brachydaktylie CFD Oligophrenie Minderwuchs Bewegungseinschränkung
0 **Leri-Syndrom, Pleonosteosis**

Brachydaktylie Wirbelanomalien Zwergwuchs Mikromelie Dyspnoe
! † **Zwergwuchs, thanatophorer**

Brachydaktylie Minderwuchs Zahnanomalien CFD Fontanelle, persistierende Frakturen
! **Pyknodysostosis**

Brachydysphalangie, epiphysäre Minderwuchs Nase, birnenförmige Hypotrichose
1 **Tricho-Rhino-Phalangie-Syndrom**

Brachymelie Polydaktylie Thoraxdystrophie LKGS Lungenhypoplasie Zwergwuchs
! † **Thoraxdystrophie-Polydaktylie-Syndrom**

Brachymetacarpie Brachymetatarsie Minderwuchs Oligophrenie
! **Brachydaktylie***

Brachymetacarpie-4 Oligophrenie Minderwuchs
1 **Osteodystrophia hereditaria Albright**

Brachymetacarpie-4 Minderwuchs Katarakt Zahnschmelzhypoplasie Tetanie
1 **Osteodystrophia hereditaria Albright**

Brachymetatarsie Minderwuchs Oligophrenie Brachymetacarpie
! **Brachydaktylie***

Brachytelephalangie Patellaluxationen Subluxationen Luxationen CFD
! **Larsen-Syndrom**

Brachytelephalangie Nageldystrophie Mikrozephalie Pterygium colli Minderwuchs Retardation CFD
! **Hydantoin-Syndrom**

Brachyzephalie Makroglossie Lidspalte, mongoloide Oligophrenie
! **Down-Syndrom**

Bronchiektasien Dextrokardie Infektionen Polyposis nasi Situs inversus
! **Kartagener-Syndrom**

Bronchitis Mißgedeihen Malabsorption Ödeme Emphysem Mekoniumileus
0 **Mukoviszidose**

Bronchitis, chronische Asthma Lungenemphysem Lebercirrhose
3 **Alpha-Antitrypsin-Mangel**

BSG, beschleunigt Hörverlust Hämorrhagien Abgeschlagenheit Sehverlust
4 **Makroglobulinämie Waldenström**

Bulbärparalyse Muskelflimmern Muskeldystrophie, Schultergürtel
5 **Lateralsklerose, amyotrophische**

Bulbusatrophie Hörverlust Oligophrenie Pseudogliom Amaurose
! ♂ **Norrie-Syndrom**

Bulldoggengesicht Zahnanomalien Myopie Hörverlust Hypotrichose CFD
! **Marshall-Syndrom**

Bulldoggengesicht Glockenthorax Zwergwuchs CFD Mikromelie Kyphose
! **Parrot-Syndrom**

Cafe-au-lait-Flecken Neurofibrome Fibrome Neurinome
1 **Neurofibromatose v. Recklinghausen**

Candidiasis Addison-Symptomatik Tetanien Mißgedeihen
0 **Hypoparathyreoidismus, primärer**

Candidiasis CFD Mißgedeihen Diarrhoen Tetanien Infektionen
! **Di George-Syndrom**

Candidiasis Gonadendysgenesie Anämie Hypothyreose Addisonismus
1 **Endokrinopathie, juvenile, familiäre**

Candidiasis Infektionen, schwere, rezidivierende Lymphknotenaplasie
! **Agammaglobulinämie, Typ Schweiz**

Canities praematura Zahnunterzahl Hyperhidrose
1 **Böök-Syndrom**

Canities praematura Hyperkeratosen Hautatrophie Ulcera Sehverlust Altern, vorzeitiges
3 **Werner-Syndrom**

Caries Sehverlust Hörverlust Ataxie Myopie Neuropathie, periphere
1 **Flynn-Aird-Syndrom**

Caries Oligophrenie Minderwuchs CFD Retardation Muskelhypotonie
! **Deletions-Syndrome des Chromosoms Nr. 18**

Cariesneigung Zyanose Asphyxie Minderwuchs Pulmonalstenose
! **Fallot-Syndrom**

CFD Retardation Gaumenspalte Blepharophimose Mikrostomie Mikrozephalie
! **Alkohol-Syndrom, fetales**

CFD Mikrostomie Cutis laxa Hornhauttrübung Muskelschwäche Minderwuchs Retardation
! **De Barsi-Syndrom**

CFD Retardation Epiphysendeformation, Phalangen Zwergwuchs
1 **Dysostosen, periphere**

CFD Meningozele Zystennieren Polydaktylie Kryptophthalmus LKGS
! † **Meckel-Syndrom**

CFD Nierenhypoplasie Genitalhypoplasie Schwerhörigkeit
! **Winter-Kohn-Mellman-Wagner-Syndrom**

CFD Pterygium colli Minderwuchs Cubitus valgus Hypogonadismus Herzfehler
! **Noonan-Syndrom**

CFD Taubheit Minderwuchs Albinismus partialis Blepharophimose
! **Waardenburg-Klein-Syndrom**

CFD Akanthosis nigricans Nageldystrophie Zahnanomalien Minderwuchs Hautfurchung, Kopf
1 **Cutis verticis gyrata***

CFD Akrozephalie Syndaktylien Polysyndaktylien Oligophrenie
! **Akrozephalosyndaktylie**

CFD Arthrochalasis Makrozephalus Skrotumanomalie Minderwuchs
! **Aarskog-Syndrom**

CFD Ausfallserscheinungen, neurologische, multiple Idiotie Anfälle Mikrozephalie
! **Lissencephalie***

CFD Brachytelephalangie Patellaluxationen Subluxationen Luxationen
! **Larsen-Syndrom**

CFD Bulldoggengesicht Zahnanomalien Myopie Hörverlust Hypotrichose
! **Marshall-Syndrom**

CFD Daumenansatz, proximaler Minderwuchs Mikrozephalie Retardation Synophris
! **Cornelia-de-Lange-Syndrom**

CFD Elliptozytose Ulcus cruris Anämie, hämolytische Ikterus
1 **Dresbach-Syndrom**

CFD Eunuchoidismus Hochwuchs Oligophrenie Hypogonadismus Sterilität
! ♂ **XXXY-Männer**

CFD Extremitätenmißbildungen Anämie, hämolytische Ikterus Minderwuchs Infektionen
! **Sphärozytose**

CFD Brachytelephalangie Nageldystrophie Mikrozephalie Pterygium colli Retardation Minderwuchs
! **Hydantoin-Syndrom**

CFD Fontanelle, persistierende Frakturen Brachyphalangie Minderwuchs Zahnanomalien
! **Pyknodysostosis**

CFD Fotosensibilität Oligophrenie Sehverlust Hörverlust Retardation Zwergwuchs
! **Cockayne-Syndrom**

CFD Frenulahypertrophie Zahnanomalie Polydaktylie Zungenlappung Hörverlust
! **Mohr-Syndrom**

CFD Hirsutismus Hypergenitalismus HSM Retardation Minderwuchs
! **Leprechaunismus**

CFD Hydrozephalus externus Extremitätenmißbildungen
! **Holtermüller-Wiedemann-Syndrom**

CFD Hypertelorismus Retardation Schreien, katzenartiges Minderwuchs
! **Cri-du-chat-Syndrom**

CFD Kamptodaktylie Skoliose Spitzfuß Mikrostomie Hypertelorismus
! **Freeman-Sheldon-Syndrom**

CFD Krämpfe Trigonozephalie Mikrozephalie Hypotelorismus Retardation
! **Holoprosenzephalie***

CFD Kurzhals Stimme, hohe Myopie Myotonie Gehbeschwerden Minderwuchs
! **Schwartz-Jampel-Syndrom**

CFD LKGS Zyklopie Mikrozephalie Retardation Hypotelorismus Krämpfe
! **Holoprosenzephalie***

CFD Mikromelie Kyphose Bulldoggengesicht Glockenthorax Zwergwuchs
! **Parrot-Syndrom**

CFD Mikrophthalmie Meningozele Holoprosenzephalie
! † **Triploidie***

CFD Mikrozephalie Vogelgesicht Peromelie Retrognathie Minderwuchs
! **Hanhart-Syndrom II**

CFD Mikrozephalie Hypospadie Minderwuchs Retardation Muskelhypotonie
! **Deletions-Syndrom des kurzen Armes eines Chromosoms Nr. 4**

CFD Mißgedeihen Diarrhoen Tetanien Infektionen Candidiasis
! **Di George-Syndrom**

CFD Mikrostomie Herzfehler Muskelhypertonie Tintenlöscherfüße
! **Edwards-Syndrom**

CFD Oligophrenie Minderwuchs Bewegungseinschränkung Brachyphalangie
! **Leri-Syndrom, Pleonosteosis**

CFD Oligophrenie Hypogonadismus Zwergwuchs Vogelkopf Mikrozephalie
! **Vogelkopf-Zwergwuchs**

CFD Oligophrenie Minderwuchs Retardation Zahnanomalien Daumen, breite
! **Rubinstein-Taybi-Syndrom**

CFD Petechien Glaukom Muskelhypotonie HSM Anfälle Retardation
! **Cerebro-Hepato-Renales Syndrom (Zellweger)**

CFD Retardation Ekzeme Polydaktylie Minderwuchs Mikrognathie
! **Dubowitz-Syndrom**

CFD Retardation Muskelhypotonie Augenmißbildungen Oligophrenie Minderwuchs
! **Deletions-Syndrome des Chromosoms Nr. 18**

CFD Retardation Muskelhypotonie Caries Oligophrenie Minderwuchs
! **Deletions-Syndrome des Chromosoms Nr. 18**

CFD Retardation Aortenstenose, supravalvuläre Mikrodontie Stimme, tiefe
! **Aortenstenose, supravalvuläre, isolierte***

CFD Retardation Oligophrenie Schwerhörigkeit Minderwuchs Hypogonadismus
! **Mengel-Konigsmark-Berlin-Mc-Kusick-Syndrom**

CFD Sehverlust Turmschädel Exophthalmus Papageienschnabelnase
! **Crouzon-Syndrom**

CFD Schulterblatthochstand Oligophrenie Minderwuchs Schwerhörigkeit
! **Fara-Chlupackova-Hrivnakova-Syndrom**

CFD Skelettdysplasien, multiple Arthrosen Gehbehinderung Exophthalmus
0 **Melnick-Needles-Syndrom**

CFD Skoliose Pubertas praecox Retardation Zwergwuchs Asymmetrie
! **Silver-Syndrom**

CFD Stimme, hohe Zwergwuchs Muskelhypotonie Kardiomyopathie Oligophrenie
! **Mulibrey-Zwergwuchs**

CFD Strabismus Hautfurchung, Kopf Akanthosis nigricans
1 **Cutis verticis gyrata***

CFD Syndaktylie Oligophrenie Retardation Minderwuchs Ptosis Hypogenitalismus
! **Smith-Lemli-Opitz-Syndrom**

CFD Taubheit Kolobom, Unterlid Gehörgangsatresie Makrostomie
! **Franceschetti-Syndrom**

CFD Taubheit Mikrophthalmus Gaumenspalte Hexadaktylie Genitalanomalien
! **Ullrich-Feichtiger-Syndrom**

CFD Ulcera Osteolysen, Füße Sensibilitätsstörungen Osteoporose
1 **Akroosteolyse, neurogene**

CFD Verknöcherungsstörungen, Achsenskelett Kurzhals Mikromelie Zwergwuchs
! † **Achondrogenesis**

CFD Wirbelmißbildungen Nierena-, Dysgenesie Lungenhypoplasie
! † **Dysplasia renofacialis**

CFD Zahnanomalien Hypotrichose Zungenlappung Frenulahypertrophie Syndaktylie
! ♀ **Oro-Fazio-Digitales Syndrom**

CFD Zahnanomalien Hörverlust Thoraxdysplasie Brachydaktylie Minderwuchs Retardation
! ♂ **Oto-Palato-Digitales Syndrom**

CFD Zwergwuchs Mikrogenie Vogelgesicht Mikrophthalmie Katarakt
! **Hallermann-Streiff-Syndrom**

CFD Zwergwuchs Retardation Anfälle Tetraplegie
! **Coffin-Syndrom**

CFD Zyanose Skelettanomalien, multiple Dyspnoe Zwergwuchs Tibia, eckige
! † **Zwergwuchs-Syndrom, kamptomeles**

CFD, mongoloide Scheitelbeinöffnungen Ptosis
! **Foramina parietalia permagna***

Cholangitis Hypergammaglobulinämie Hepatomegalie Hypertonie, portale
1 **Leberfibrose, angeborene**

Chondrome Gangstörungen Pigmentierungsanomalien Hämangiome
0 **Knochenchondromatose***

Chondrome Knochendysplasien Gangstörungen Bewegungseinschränkungen
0 **Knochenchondromatose***

Choreoathetose Ataxie Dysarthrie Teleangiektasien Infektionen
0 **Louis-Bar-Syndrom**

Choreoathetose Dysarthrie Hyperkinesen
! **Vogt-Syndrom**

Choreoathetose Gicht Spastizität Oligophrenie Retardation Selbstmutilation
0 ♂ **Lesch-Nyhan-Syndrom**

Choreoathetose Klumpfuß Sehverlust Dysarthrie Anfälle Demenz
! **Hallervorden-Spatz-Syndrom**

Claviculaaplasie Fontanelle, persistierende Zahnanomalien Minderwuchs Brachydaktylie
! **Dysplasia cleidocranialis**

Claviculadysplasie Extremitätenmißbildungen Mikrophthalmie Herzfehler Nierenaplasie
! **Lenz-Syndrom**

Coma Anfälle Oligophrenie Tremor Heißhunger
0 **Hypoglykämie, essentielle**

Coma Infektionen Körpergeruch, Isovaleriansäure Retardation Erbrechen
0 **Isovalerianazidämie**

Cor pulmonale Lungeninsuffizienz Dyspnoe Zyanose Trommelschlegelfinger
3 **Lungenfibrose, familiäre, polyzistische**

Corneaepithelödem Hemeralopie Sehverlust
1 **Atrophia gyrata chorioideae et retinae Fuchs**

Cornealring Tremor Kontrakturen Ikterus Lebercirrhose
1 **Wilson-Syndrom**

Coronarschäden Arcus senilis Xanthome
3 **Hyperlipoproteinämie Typ III**

Coronarschäden, frühe Xanthome, Haut, Gefäße Arcus senilis
1 **Hyperlipoproteinämie Typ II**

Coronarschäden Adipositas Diabetes mellitus HSM Xanthome Arteriosklerose
3 **Hyperlipoproteinämie Typ IV**

Coxa plana Hüfthinken Bewegungseinschränkung, Hüftgelenk
1 **Calve-Legg-Perthes-Syndrom**

Coxa vara Rachitis Ganganomalien Arthrosen Minderwuchs
0 **Metaphysäre Chondrodysplasie Typ Schmid**

Coxa vara Kyphoskoliose Bewegungseinschränkung, Hüftgelenk Minderwuchs
1 **Spondylo-metaphysäre Dysplasie (Kozlowski)**

Cubitus valgus Hypogonadismus Herzfehler CFD Pterygium colli Minderwuchs
! **Noonan-Syndrom**

Cutis laxa Lungeninsuffizienz
! **Cutis laxa**

Cutis laxa Hämatome Arthrochalasis Luxationen Hautläsionen
! **Ehlers-Danlos-Syndrom**

Cutis laxa Keratokonus Otosklerose Spondylolisthesis Skleren, blaue
0 **Faltenhaut-Syndrom**

Cutis laxa Hornhauttrübung Muskelschwäche Minderwuchs Retardation CFD Mikrostomie
! **De Barsi-Syndrom**

Cylindrome Epitheliome Basalzelltumoren, Haut
2 **Epithelioma adenoides cysticum**

Daumen, breite CFD Oligophrenie Minderwuchs Retardation Zahnanomalien
! **Rubinstein-Taybi-Syndrom**

Daumena-, Dysplasie Arrhythmie Schultergürteldysplasie Herzfehler
! **Holt-Oram-Syndrom**

Daumenanomalien Klumphand Ventrikelseptumdefekt Radiusdysplasie
! **Radius-Defekte***

Daumenansatz, proximaler Minderwuchs Mikrozephalie Retardation Synophrys CFD
! **Cornelia-de-Lange-Syndrom**

Daumendysplasie Anämie, makrozytäre Pigmentierungsanomalien Minderwuchs
! **Fanconi-Anämie**

Daumendysplasie Arteriosklerose Hautmarmorierung Katarakt Zahnanomalien
1 **Rothmund-Thomson-Syndrom**

Daumenendphalangen, gespalten Oxyzephalie Polydaktylie
! **Polydaktylie***

Daumenhypoplasie Paraplegie Retardation Fontanelle, große Hydrozephalus
! ♂ **Hydrozephalus infolge einer Aquäduktstenose**

Demenz Achromatopsie Nystagmus Sehverlust Ataxie Blasenschwäche
1 **Behr-Syndrom**

Demenz Ataxie Nystagmus Hohlfuß Reflexanomalien Kyphoskoliose
1 **Friedreich-Syndrom**

Demenz Retardation Ataxie Tetraplegie Sehverlust Anfälle
0 **Gangliosidose, generalisierte Typ II**

Demenz Anfälle HSM Skelettdysplasien Frakturen
0 **Gaucher-Syndrom**

Demenz Anfälle Sehverlust Idiotie Ataxie
2 **Amaurotische Idiotie, familiäre, adulte**

Demenz Ataxie Sehverlust Myoklonien Enthirnungsstarre Spasmen
0 **Amaurotische Idiotie, familiäre, juvenile**

Demenz Choreoathetose Klumpfuß Sehverlust Dysarthrie Anfälle
! **Hallervorden-Spatz-Syndrom**

Demenz Dysphagie Muskelstarre Dysarthrie Amyotrophie Anfälle
3 **Creutzfeldt-Jakob-Syndrom**

Demenz Infektionen Viszeromegalie Hypertrichose Retardation
1 **Mukopolysaccharidose Typ III**

Demenz Kyphoskoliose Ophthalmoplegie Ataxie Hohlfuß
1 **Spino-cerebellare Ataxie mit Ophthalmoplegie**

Demenz Marasmus Anfälle
1 **Myoklonusepilepsie, progressive**

Demenz Hyperkinesen Gangstörung Dysarthrie Psychosen
4 **Huntington-Syndrom**

Demenz Hyperkinesen Paresen Rigor Tremor Anfälle
2 **Fahr-Syndrom**

Demenz Krämpfe Hyperakusis Somnolenz Sehverlust
1 **Amaurotische Idiotie, familiäre, spätinfantile**

Dentindefekt Zahnverfall Zahnschmelzdefekt
1 **Capdepont-Syndrom**

Depressionen Fettwülste, multiple, schmerzhafte Pruritus
4 **Dercum-Syndrom**

Dermatitis Abszesse, rezidivierende Infektionen Staphylococcenanfälligkeit
0 **Hiob-Syndrom**

Dermatitis, atopische Schwerhörigkeit
! **Konigsmark-Hollander-Berlin-Syndrom**

Dermatitis, seborrhoische Diarrhoe Infektionen Dystrophie
0 **Leiner-Syndrom**

Dermatose, papulöse Nageldystrophie Prurigo
1 **Keratosis follicularis Darier**

Dermoide, epibulbäre Präaurikularanhänge Gesichtshemihypoplasie Wirbelanomalien
! **Okulo-Aurikulo-Vertebrale Dysplasie**

Dextrokardie Infektionen Polyposis nasi Situs inversus Bronchiektasien
! **Kartagener-Syndrom**

Dezerebration Ataxie Muskelhypotonie Krämpfe Retardation Sprachverlust
1 **Greenfield-Syndrom**

Dezerebration Dyspnoe Uringeruch Mißgedeihen Anfälle Muskeldystrophie
0 **Ahornsirup-Syndrom**

Diabetes mellitus Myxödem Hyperpigmentierung
0 **Nebenniereninsuffizienz***

Diabetes mellitus Adipositas Taubheit Sehverlust Retinitis pigmentosa
0 **Usher-Syndrom***

Diabetes mellitus Adipositas Arteriosklerose Koliken Xanthome HSM
3 **Hyperlipoproteinämie Typ III**

Diabetes mellitus Adipositas Hypogenitalismus Fotosensibilität Sehverlust Hörverlust
1 **Alström-Syndrom**

Diabetes mellitus HSM Xanthome Arteriosklerose Conorarschäden Adipositas
3 **Hyperlipoproteinämie Typ IV**

Diabetes mellitus Nephropathie Myoklonusepilepsie, lichtinduzierte Hörverlust
1 **Taubheit***

Diabetes mellitus Optikusatrophie Sehverlust Hörstörungen
0 **Barjon-Lestradet-Labange-Syndrom**

Diabetes mellitus Zerebralsklerose, kindliche Hyperpigmentierung
0 **Nebenniereninsuffizienz, angeborene***

Diarrhoe Hyperazidität Ulcera, gastro-intestinale Hyperparathyreoidismus
2 **Zollinger-Ellison-Syndrom**

Diarrhoe Anämie Fieber Abdominalschmerz
2 **Crohn-Syndrom**

Diarrhoe Anämie Leistungsabfall Abdominalschmerz
2 **Colitis ulcerosa**

Diarrhoe Anämie Oberbauchbeschwerden Haarwachstumsstörungen Achylie
2 **Perniziöse Anämie**

Diarrhoe Erbrechen Mißgedeihen HSM Xanthome Dystrophie
0 **Wolman-Syndrom**

Diarrhoe Erbrechen Mißgedeihen Milchunverträglichkeit
0 **Laktose-Intoleranz**

Diarrhoe Fieber Mißgedeihen Dyspepsie
0 **Glukose-Galaktose-Malabasorption**

Diarrhoe Hauteruptionen, Akren Alopezie Nageldystrophie
0 **Akrodermatitis enteropathica**

Diarrhoe Hypertonie Hydramnion
0 **Alkalose, angeborene, mit Diarrhoe**

Diarrhoe Infektionen Dystrophie Dermatitis, seborrhoische
0 **Leiner-Syndrom**

Diarrhoe Mißgedeihen Infektionen Neutropenie Minderwuchs Steatorrhoe
0 **Shwachman-Syndrom**

Diarrhoe Mißgedeihen Saccharoseunverträglichkeit
0 **Saccharose-Isomaltase-Intoleranz**

Diarrhoe Mißgedeihen Infektionen Hüftdysplasie Minderwuchs Steatorrhoe
0 **Shwachman-Syndrom, Burke-Syndrom**

Diarrhoe Ödeme Anämie Rachitis Malabsorption Mißgedeihen
0 **Zöliakie**

Diarrhoe Tetanien Infektionen Candidiasis CFD Mißgedeihen
! **Di-George-Syndrom**

Diathesen, hämorrhagische Epistaxis Schleimhautblutungen Menorrhagien
! **Afibrinogenämie**

Diathesen, hämorrhagische Radiusdysplasie Klumphand Thrombopenie
0 **Thrombopenie-Syndrom, kongenitales**

Diathesen, hämorrhagische Thrombopathie Hämorrhagien
1 **Bernard-Soulier-Syndrom**

Diathesen, hämorrhagische Thrombozytopenie Phokomelie
! **Thrombopenie-Syndrom, kongenitales**

Diathesen, hämorrhagische Albinismus totalis
! **Albinismus totalis***

Diathesen, hämorrhagische, posttraumatische Petechien Epistaxis
0 **Thrombasthenie, erbliche**

Diathese, hämorrhagische Epistaxis Hämarthrosen Hämorrhagien, Haut, Schleimhaut
0 ♂ **Hämophilie**

Diathese, hämorrhagische Hämorrhagien
2 **Antithrombin-Defekt**

Diathese, hämorrhagische, leichte Epistaxis
1 **May-Hegglin-Anomalie**

Diathese, hämorrhagische Epistaxis Schleimhautblutungen Menorrhagien
1 ♀ **Purpura simplex**

Diathese, hämorrhagische Petechien Epistaxis Menorrhagien Splenomegalie
1 **Purpura, idiopathische, thrombozytopenische**

Diathese, hämorrhagische, leichte, posttraumatische
1 **Faktor-XI-Mangel**

Diplegie Spastizität Spitzfuß Athetose Dysarthrie Quadriplegie
0 **Little-Syndrom**

Diplegie Anfälle Fieberschübe Mißgedeihen
0 **Hyperargininämie**

Diplegie Muskelatrophie Dysarthrie Sehverlust Oligophrenie Ichthyose
0 **Sjögren-Larsson-Syndrom**

Diplegie Retinitis pigmentosa Sehverlust Schwerhörigkeit
! **Taubheit***

Dislokationen Arthrochalasis Luxationen Zwerchfellhernien
! **Gelenkeschlaffheit***

Distichiasis Lymphödem
! **Distichiasis***

Distichiasis Mikroblepharie Lagophthalmus Platyonychie
! **Distichiasis*, Tost-Syndrom**

Dolichocolon Mißgedeihen Konstipation Abdomen, aufgetriebenes
! **Hirschsprung-Krankheit**

Dunkeladaptation, verzögerte Visusminderung Hemeralopie
! **Oguchi-Syndrom**

Dysarthrie Hörverlust Myopie Autismus Sprachentwicklungsstörungen
! **Eldridge-Berlin-Mc Kusick-Syndrom**

Dysarthrie Hyperkinesen Choreoathetose
1 **Vogt-Syndrom**

Dysarthrie Akinesen Muskelatrophien Ataxie Gangstörungen
3 **Cerebellare Ataxie, Typ Menzel**

Dysarthrie Amyotrophie Anfälle Demenz Dysphagie Muskelstarre
3 **Creutzfeldt-Jakob-Syndrom**

Dysarthrie Anfälle Demenz Choreoathetose Klumpfuß Sehverlust
1 **Hallervorden-Spatz-Syndrom**

Dysarthrie Ataxie Athetose Spastizität Retardation Tremor Nystagmus
0 1 **Pelizaeus-Merzbacher-Syndrom**

Dysarthrie Dyspnoe Abduzenslähmung Paresen, Hirnnerven Dysphagie
1 **Bulbärparalyse, progressive, infantile**

Dysarthrie Muskelatrophie, absteigende Ptosis Katarakt Myotonie
2 **Dystrophia myotonica**

Dysarthrie Parästhesien Reflexanomalien Ataxie Gangstörungen
3 **Cerebellare Ataxie, Typ Dejerine-Thomas**

Dysarthrie Persönlichkeitsverfall Antriebsarmut
5 **Pick-Syndrom**

Dysarthrie Psychosen Demenz Hyperkinesen Gangstörung
4 **Huntington-Syndrom**

Dysarthrie Quadriplegie Diplegie Spastizität Spitzfuß Athetose
0 **Little-Syndrom**

Dysarthrie Sehverlust Oligophrenie Ichthyosis Diplegie Muskelatrophie
0 **Sjögren-Larsson-Syndrom**

Dysarthrie Teleangiektasien Infektionen Retardation Choreoathetose
! **Louis-Bar-Syndrom**

Dysarthrie Tremor Gangstörungen Myoklonien Anfälle Ataxie
1 **Hunt-Syndrom**

Dyskeratosen Ichthyosis Erythrodermie Blasen, Haut
0 **Erythrodermia congenitalis ichthyosiformis bullosa (Brocq)**

Dyskeratosen, Haut, Schleimhaut Nageldystrophie
2 **Porokeratosis Mibelli**

Dyskeratose, Mundschleimhaut Konjunktivitis, chronische Augen, rote
2 **Dyskeratosis intraepithelialis benigna hereditaria**

Dysmenorrhoe Oligomenorrhoe Fertilitätsminderung Psychosen
2 ♀ **Triplo-X-Frauen**

Dyspepsie Mißgedeihen Malabsorption Ödeme Anämie
0 **Trypsinogenmangel-Syndrom**

Dyspepsie Migräne Hypothermie Ikterus Xanthelasmen Nävi
1 **Gilbert-Lereboullet-Syndrom**

Dyspepsie Diarrhoe Fieber Mißgedeihen
0 **Glukose-Galaktose-Malabsorption**

Dyspepsie HSM Mißgedeihen Niereninsuffizienz Hypertonie, pulmonale
! **Fibroangiomatose, angeborene, biliäre**

Dysphagie Muskelschwäche, aufsteigende
3 **Muskelatrophie, skapuloperoneale, spinale**

Dysphagie Dysarthrie Dyspnoe Abduzenslähmung Paresen, Hirnnerven
1 **Bulbärparalyse, progressive, infantile**

Dysphagie Muskelstarre Dysarthrie Amyotrophie Anfälle Demenz
3 **Creutzfeldt-Jakob-Syndrom**

Dysphagie Amimie Muskelschwäche, faziale Ptosis Bewegungsstörung, Augen
3 **Myopathie, okuläre**

Dysphalangie Symphalangie Hörverlust Synostose
! **Symphalangie***

Dysplasie, ektodermale Fettgewebshernien Augenmißbildungen Hyperpigmentierung
! ♀ **Goltz-Gorlin-Syndrom**

Dyspnoe Erbrechen Exsiccose Mißgedeihen Lethargie Retardation
0 **Methylmalonazidurie**

Dyspnoe Abduzenslähmung Paresen, Hirnnerven Dysphagie Dysarthrie
1 **Bulbärparalyse, progressive, infantile**

Dyspnoe Azidose Retardation Erbrechen Mißgedeihen Lethargie
0 **Methylmalonazidurie**

Dyspnoe Bewegungsarmut Muskelschwäche, aufsteigende
0 **Muskelatrophie, infantile, progressive, spinale**

Dyspnoe Brachyphalangie Wirbelanomalien Zwergwuchs Mikromelie
! † **Zwergwuchs, thanatophorer**

Dyspnoe Erbrechen Granulome, multiple Gelenkeschwellungen Heiserkeit
! **Farber-Syndrom**

Dyspnoe Infektionen Extremitätendysplasie Kontrakturen Katarakte
! **Conradi-Hünermann-Syndrom**

Dyspnoe Knochendestruktion Lymphknotenschwellung Purpura Fieber
1 **Abt-Letterer-Siwe-Syndrom**

Dyspnoe Lungenödem
1 **Bluthochdruck, pulmonaler**

Dyspnoe Lymphadenitiden Hypertonie, pulmonale HSM Infektionen
0 ♂ **Granulomatose, letale, des Kindesalters**

Dyspnoe Mißbildungen, kardiovaskuläre, intestinale Mißgedeihen Zyanose Infektionen
! **Ivemark-Syndrom**

Dyspnoe Sehverlust Hörverlust Paresen Arthrosen Hyperostosen, Schädel
0 **Pyle-Syndrom**

Dyspnoe Uringeruch Mißgedeihen Anfälle Muskeldystonie Dezerebration
0 **Ahornsirup-Syndrom**

Dyspnoe Zwergwuchs Tibia, eckige CFD Zyanose Skelettanomalien, multiple
! † **Zwergwuchs-Syndrom, kamptomeles**

Dyspnoe Zyanose Lungeninsuffizienz
0 **Wilson-Mikity-Syndrom**

Dyspnoe Zyanose Muskelhypotonie Kardiomegalie Anfälle Mißgedeihen
0 **Glykogenose Typ II**

Dyspnoe Zyanose Nierendysplasie Zwergwuchs Infektionen Thoraxdysplasie
! **Jeune-Syndrom**

Dyspnoe Zyanose Trommelschlegelfinger Cor pulmonale Lungeninsuffizienz
3 **Lungenfibrose, familiäre, polyzistische**

Dyspnoe Linksherzhypertrophie Ödeme Kardiomegalie
0 **Endokardfibroelastose**

Dyspnoe Tachykardien Zyanose
0 **Ebstein-Syndrom**

Dyspnoe Tumoren Fibrome, Haut, Muskel
! **Fibromatose, kongenitale, generalisierte**

Dyspnoe Zyanose Hypertonie, pulmonale Trommelschlegelfinger Infektionen
1 **Lungenfibrose, familiäre, diffuse**

Dystrophie Dermatitis, seborrhoische Diarrhoe Infektionen
0 **Leiner-Syndrom**

Dystrophie Diarrhoe Erbrechen Mißgedeihen HSM Xanthome
0 **Wolman-Syndrom**

Dystrophie Erbrechen Fieber Polyurie Exsiccose Rachitis
0 **Azidose, renale, tubuläre I**

Dystrophie, osteochondrale, Extremitäten Hornhauttrübung Xanthome
1 **François-Syndrom**

EKG-Anomalien, Arhythmie Tachykardien Herzrhythmusstörungen
2 **Wolff-Parkinson-White-Syndrom**

EKG-Anomalien, QT-Intervallverlängerung Herzanfälle Herztod, plötzlicher
! **Taubheit mit Störungen der Herzfunktion***

EKG-Anomalien, Arhythmie Schultergürteldysplasie Daumena-, Dysplasie Herzrhythmusstörungen
! **Holt-Oram-Syndrom**

EKG-Anomalien, QT-Intervallverlängerung Herzanfälle Herztod, plötzlicher Taubheit
! **Taubheit mit Störungen der Herzfunktion**

Ektrodaktylie Nageldystrophie Schwerhörigkeit Strabismus Taubheit
! **Anonychie***

Ektropien Hyperhidrose Hautverdickung Hyperostosen, Extremitäten
2 **Pachydermoperiostosis**

Ekzeme Krämpfe Oligophrenie Hypopigmentierung Retardation
0 **Fölling-Syndrom**

Ekzeme Polydaktylie Minderwuchs Mikrognathie CFD Retardation
1 **Dubowitz-Syndrom**

Ekzem, atopisches Infektionen Thrombopenie Petechien Meläna Epistaxis
1 ♂ **Wiskott-Aldrich-Syndrom**

Elliptozytose Ulcus cruris Anämie, hämolytische Ikterus CFD
1 **Dresbach-Syndrom**

Embolien Thrombophilie Thrombophlebitis
2 **Antithrombin-Defekte**

Embolien Retinopathie Anämie, hämolytische Lymphknotenschwellung
1 **Sichelzellanämie**

Embolien Wundheilung, schlechte Hämorrhagien Thrombophlebitis
0 **Fibrinogen-Varianten**

Emphysem Mekoniumileus Bronchitis Mißgedeihen Malabsorption
0 **Mukoviszidose**

Emphysem Lebercirrhose Bronchitis, chronische Asthma
3 **Alpha-Antitrypsinmangel**

Endokarditis Erythema annulare Fieber Gelenkerötung Rheumaschmerz
2 **Rheumatismus verus**

Enophthalmus Ptosis Heterochromie, Iris Anhidrose Miosis
0 **Horner-Syndrom**

Enthirnungsstarre Apathie Tetraplegie Sprachverlust Hörverlust
1 **Scholz-Syndrom**

Enthirnungsstarre Aphasie Verblödung Gedächtnisstörungen
5 **Alzheimer-Syndrom**

Enthirnungsstarre Herzfehler Idiotie Sehverlust
0 **Amaurotische Idiotie, familiäre, frühkindliche**

Enthirnungsstarre Idiotie Spastizität Sehverlust Myoklonie
0 **Amaurotische Idiotie, familiäre, frühkindliche**

Enthirnungsstarre Retardation Hörverlust Spastizität Krämpfe Sehverlust
0 **Krabbe-Syndrom**

Enthirnungsstarre Spasmen Demenz Ataxie Sehverlust Myoklonie
0 **Amaurotische Idiote, familiäre, juvenile**

Enthirnungsstarre Spastizität Hyperkinesen Anfälle Retardation
1 **Alpers-Syndrom**

Epiphysen, stippled Thoraxdysplasie Hörverlust Struma
! **Refetoff-de Wind-de Groot-Syndrom**

Epiphysendeformation, Phalangen
1 **Dysostosen, periphere**

Epiphysendeformation, Phalangen Zwergwuchs CFD Retardation
1 **Dysostosen, periphere***

Epistaxis Diathese, hämorrhagische, leichte
1 **May-Hegglin-Anomalie**

Epistaxis Hämorrhagien, leichte, posttraumatische
1 **Faktor-XI-Mangel**

Epistaxis Angiome Hepatomegalie Teleangiektasien
1 **Osler-Syndrom**

Epistaxis Diathesen, hämorrhagische, posttraumatische Petechien
0 **Thrombasthenie, erbliche**

Epistaxis Ekzem, atopisches Infektionen Thrombopenie Petechien Meläna
1 ♂ **Wiskott-Aldrich-Syndrom**

Epistaxis Hämarthrosen Hämorrhagien, Haut, Schleimhaut Diathese, hämorrhagische
0 ♂ **Hämophilie**

Epistaxis Hämarthrosen Menorrhagien Hämorrhagien, posttraumatische
1 **Faktor-X-Mangel**

Epistaxis Hepatomegalie Muskelhypotonie Infektionen Hypoglykämie
0 **Glykogenose Typ I**

Epistaxis Hypoglykämie Infektionen Hepatomegalie Muskelhypotonie
1 **Glykogenose Typ III**

Epistaxis Menorrhagien Hämarthrosen Hämorrhagien, posttraumatische
1 **Hypoprothrombinämie**

Epistaxis Menorrhagien Splenomegalie Diathese, hämorrhagische Petechien
1 **Purpura, idiopathische, thrombozytopenische**

Epistaxis Menorrhagien Teleangiektasien Hämatome Hämorrhagien
1 **v. Willebrand-Jürgens-Syndrom**

Epistaxis Menorrhagien Hämorrhagien, posttraumatische Hämarthrosen
1 **Faktor-V-Mangel**

Epistaxis Schleimhautblutungen Menorrhagien Purpura Diathesen, hämorrhagische
1 ♀ **Purpura simplex**

Epistaxis Schleimhautblutungen Meläna Diathesen, hämorrhagische
! **Afibrinogenämie**

Epitheliome Basalzelltumoren, Haut Cylindrome
2 **Epithelioma adenoides cysticum**

Epitheliome, multiple, selbstheilende, Gesicht, Extremitäten
2 **Epitheliomatose Ferguson-Smith**

Erbrechen Hyperpigmentierung Hypoglykämie Hypotonie Mißgedeihen
0 ♂ **Nebenniereninsuffizienz**

Erbrechen Hyperpigmentierung Salzverlust Hypotonie Mißgedeihen
0 **Nebenniereninsuffizienz, angeborene**
Erbrechen Kopfschmerz Sehverlust
3 **Glaukom, primäres**
Erbrechen Adipositas Hepatomegalie Minderwuchs
1 **Glykogenose Typ VI**
Erbrechen Anämie Oligophrenie Retardation Muskelschwäche Krämpfe
0 **Hyperlysinämie**
Erbrechen Blasen, lichtinduzierte, pharmakogenetische Hautläsionen Koliken
2 **Porphyria variegata**
Erbrechen Coma Infektionen Körpergeruch, Isovaleriansäure Retardation
0 **Isovalerianazidämie**
Erbrechen Exsiccose Mißgedeihen Lethargie Retardation Dyspnoe
0 **Methylmalonazidurie**
Erbrechen Fieber Mißgedeihen Salzverlust
0 **Hypoaldosteronismus**
Erbrechen Fieber Polyurie Exsiccose Rachitis Dystrophie
0 **Azidose, renale, tubuläre I**
Erbrechen Granulome, multiple Gelenkeschwellung Heiserkeit Dyspnoe
! **Farber-Syndrom**
Erbrechen HSM Retardation Mißgedeihen Hypoglykämien Katarakt
! **Galaktosämie-Syndrom II**
Erbrechen Lipämie Koliken Fieber Xanthome HSM Pankreatitis
2 **Hyperlipoproteinämie Typ I**
Erbrechen Mikrozephalie Mißgedeihen Lethargie Krämpfe Oligophrenie
0 **Hyperglyzinämie**
Erbrechen Mißgedeihen HSM Xanthome Dystrophie Diarrhoe
0 **Wolman-Syndrom**
Erbrechen Mißgedeihen Krämpfe Fieber Oligophrenie Hypoglykämie
0 **Fruktose-Intoleranz**
Erbrechen Mißgedeihen Lethargie Dyspnoe Azidose Retardation
0 **Methylmalonazidurie**
Erbrechen Mißgedeihen Milchunverträglichkeit Diarrhoe
0 **Laktose-Intoleranz**
Erbrechen Mißgedeihen Polyurie Adynamie Ödeme Kopfschmerz
0 **Bartter-Syndrom**
Erbrechen Mißgedeihen Retardation Fieber Polydipsie Polyurie
0 **Diabetes insipidus renalis**

Erbrechen Muskelhypotonie Retardation, Sehverlust Oligophrenie
0 **Hypervalinämie**

Erbrechen Nephrocalcinose Niereninsuffizienz Urämie Polyurie Polydipsie
0 **Oxalose-Syndrom**

Erbrechen Paresen Reizbarkeit Unruhe Parästhesien Konstipation Koliken
3 **Porphyria acuta intermittens**

Erbrechen Polydipsie Polyurie Fieber
1 **De Toni-Debre-Fanconi-Syndrom**

Erbrechen Polyurie Minderwuchs Rachitis Nephritis Mißgedeihen
1 2 **Abderhalden-Fanconi-Syndrom**

Erbrechen Retardation Oligophrenie Lethargie Ataxie Anfälle
0 **Hyperammonämie-Syndrom**

Erbrechen Retardation Oligophrenie Mikrozephalie Anfälle
0 **Citrullinurie-Syndrom**

Erbrechen, pylorisches Mißgedeihen Pseudoobstipation Exsiccose
1 **Pylorusstenose, angeborene**

Ermüdbarkeit, schnelle Ödeme, Bein
3 **Analbuminämie**

Erythem, lichtinduziertes Hauterscheinungen, lichtinduzierte Fotosensibilität
1 **Protoporphyrie, erythropoetische**

Erythema, annulare Fieber Gelenkerötung Rheumaschmerz Endokarditis
2 **Rheumatismus verus**

Erytheme Hyperkeratosen Prurigo
0 **Erythrokeratodermia figurata variabilis**

Erytheme Hyperpigmentierung Ulcera Nephritis UV-Empfindlichkeit
1 **Xeroderma pigmentosum**

Erytheme Kopfschmerz Urticaria, kälteinduzierte Fieber Gelenkeschwellung
0 **Kälte-Urticaria, familiäre**

Erythem, Gesicht Akromikrie Hautatrophie, Akren
1 **Akrogerie**

Erythem, Handflächen, Fußsohlen
! **Erythema palmare et plantare**

Erythrodermie Blasen Dyskeratosen Ichthyosis
0 **Erythrodermia congenitalis ichthyosiforme bullosa (Brocq)**

Erythrodermie Arthritis Hautschuppung, pustulöse
1 **Psoriasis**

Erythrodermie Palmoplantarkeratosen Kollodiumbaby Hyperkeratosen
! **Ichthyosis congenita**

Erythrodontie HSM Urin, roter Blasen, lichtinduzierte Ulcerationen
0 **Porphyria erythropoetica congenita (Günther)**

Eunuchoidismus Amenorrhoe Anosmie Hypogenitalismus Hypogonadismus
1 **Kallmann-Syndrom**

Eunuchoidismus Anfälle Strabismus Oligophrenie Hypogenitalismus
! ♀ **Tetra-X-Frauen**

Eunuchoidismus Gynäkomastie Hochwuchs Oligophrenie Hypogonadismus
1 ♂ **Klinefelter-Syndrom**

Eunuchoidismus Hypogonadismus Ichthyosis Anfälle Oligophrenie
0 **Rud-Syndrom**

Eunuchoidismus Osteoporose Amenorrhoe, primäre Infantilismus
! „♀“ **Gonadendysgenesie, reine**

Eunuchoidismus Hochwuchs Oligophrenie Hypogonadismus Sterilität CFD
! ♂ **XXXY-Männer**

Exantheme Urethritis Konjunktivitis Fieber Schleimhautentzündung
2 **Reiter-Syndrom**

Exantheme Zahnanomalien Pigmentierungsanomalien Blasen Alopezie
0 ♀ **Bloch-Sulzberger-Syndrom**

Exantheme, juckende Infiltrate Tumoren, multiple, schwammige
3 **Mycosis fungoides**

Exomphalos Makroglossie Makrosomie Splanchnomegalie Hypoglykämie
! **Wiedemann-Syndrom**

Exophthalmus CFD Skelettdysplasien, multiple Arthrosen Gehbehinderung
0 **Melnick-Needles-Syndrom**

Exophthalmus Papageienschnabelnase CFD Sehverlust Turmschädel
! **Crouzon-Syndrom**

Exophthalmus Tremor Tachykardie Übererregbarkeit Struma
5 **v. Basedow-Syndrom**

Exostosen Minderwuchs Polydaktylie, postaxiale Nageldysplasie Zahnanomalien
! **Ellis-van-Creveld-Syndrom**

Exsiccose Mißgedeihen Lethargie Retardation Dyspnoe Erbrechen
0 **Methylmalonazidurie**

Exsiccose Rachitis Dystrophie Erbrechen Fieber Polyurie
0 **Azidose, renale, tubuläre I**

Exsiccose Retardation Polydipsie Polyurie Fieber
5 **Diabetes insipidus renalis**

Exsiccose Erbrechen, pylorisches Mißgedeihen Pseudoobstipation
! **Pylorusstenose, angeborene**

Extremitäten, fehlen, Hände, fehlen Füße, fehlen
! **Peromelie**

Extremitätendysplasie Kontrakturen Katarakt Dyspnoe Infektionen
! **Conradi-Hünermann-Syndrom**

Extremitätenhypoplasie Rumpf-, Schädelskelett, normal
! **Achondrogenesis**

Extremitätenlähmung Muskellähmung, paroxysmale
0 **Periodische Paralyse, hyperkaliämische**

Extremitätenmißbildungen CFD Hydrozephalus externus
! **Holtermüller-Wiedemann-Syndrom**

Extremitätenmißbildungen Mikrophthalmie Herzfehler Nierenaplasie Claviculadysplasie
! **Lenz-Syndrom**

Extremitätenmißbildungen Anämie, hämolytische Ikterus Minderwuchs Infektionen
! **Sphärozytose**

Extremitätenmißbildungen, multiple Ulnadysplasie Fibuladysplasie Gelenkdysplasie
! **Nievergelt-Syndrom**

Extremitätenmißbildungen, multiple Zwergwuchs Klumpfuß Gelenkdysplasien
! **Nievergelt-Syndrom**

Extremitätenmißbildungen, multiple Zwergwuchs Mandibulahypoplasie Gelenkdysplasien
! **Nievergelt-Syndrom**

Extremitätenverkrümmung Hyperostose, Schädel Frakturen Minderwuchs
1 **Hyperostosis corticalis deformans juvenilis**

Extremitätenverkrümmung Mikromelie Zwergwuchs Gaumenspalte
! **Kniest-Syndrom**

Extremitätenverkrümmung Hyperostosen Sehverlust Rheumaschmerz
5 **Paget-Syndrom**

Farbenblindheit, totale Nystagmus Tagblindheit
! **Farbenblindheit, totale**

Farbenblindheit, totale Nystagmus Sehverlust Ataxie Blasenschwäche Demenz
1 **Behr-Syndrom**

Farbsehdefekte Sehverlust Oligophrenie Skotome
1 **Stargardt-Syndrom**

Farbsehschwäche Sehverlust
4 **Makula-Degeneration, senile**

Farbsehschwäche Pigmentierungsanomalien Sehverlust Skotome
! **Makula-Degeneration, familiäre**

Fazialisparese Oberlippenschwellung Lingua plicata Gesichtsschwellung
2 **Melkersson-Rosenthal-Syndrom**

Fertilitätsminderung Psychosen Dysmenorrhoe Oligomenorrhoe
2 ♀ **Triplo-X-Frauen**

Fettgewebshernien Augenmißbildungen Hyperpigmentierung Dysplasie, ektodermale
! ♀ **Goltz-Gorlin-Syndrom**

Fettgewebshypertrophie, Hals, Extremitäten, Stamm
3 **Lipomatose, multiple, symmetrische**

Fettwülste, multiple, schmerzhafte Pruritus Depressionen
4 **Dercum-Syndrom**

Fibrome Knochenbrüchigkeit Kyphose Knochenschmerz Osteopoikilose
1 **Buschke-Ollendorf-Syndrom**

Fibrome Neurinome Cafe-au-lait-Flecken Neurofibrome
Neurofibromatose v. Recklinghausen

Fibrome Odontome Polypose, Colon Atherome Lipome Osteome Meläna
3 **Polyposis intestinalis III**

Fibrome, Haut, Muskeln Dyspnoe Tumoren
! **Fibromatose, kongenitale, generalisierte**

Fibuladysplasie Gelenkdysplasie Extremitätenmißbildungen, multiple Ulnadysplasie
! **Nievergelt-Syndrom**

Fieber Abdominalschmerz Diarrhoe Anämie
2 **Crohn-Syndrom**

Fieber Schleimhautentzündung Exantheme Urethritis Konjunktivitis
2 **Reiter-Syndrom**

Fieber Erbrechen Polydipsie Polyurie
3 **De Toni-Debre-Fanconi-Syndrom**

Fieber Exsiccose Retardation Polydipsie Polyurie
0 **Diabetes insipidus renalis**

Fieber Furunkel Infektionen, eitrige Abszesse
0 **Agranulozytose, infantile, erbliche**

Fieber Gelenkerötung Rheumaschmerz Endokarditis Erythema annulare
2 **Rheumatismus verus**

Fieber Gelenkeschwellung Erytheme Kopfschmerz Urticaria, kälteinduzierte
0 **Kälte-Urticaria, familiäre**

Fieber HSM Dyspnoe Knochendestruktion Lymphknotenschwellung Purpura
1 **Abt-Letterer-Siwe-Syndrom**

Fieber Infektionen Mißgedeihen Windelfärbung, blaue Nephritis
0 **Blue-Diaper-Syndrom**

Fieber Mißgedeihen Dyspepsie Diarrhoe
0 **Glukose-Galaktose-Malabsorption**

Fieber Mißgedeihen Salzverlust Erbrechen
0 **Hypoaldosteronismus**

Fieber Oligophrenie Hypoglykämien Erbrechen Mißgedeihen Krämpfe
0 **Fruktose-Intoleranz**

Fieber Polyurie Exsiccose Rachitis Dystrophie Erbrechen
0 **Azidose, renale, tubuläre I**

Fieber Xanthome HSM Pankreatitis Erbrechen Lipämie Koliken
2 **Hyperlipoproteinämie Typ I**

Fieber Polydipsie Polyurie Erbrechen Mißgedeihen Retardation
0 **Diabetes insipidus renalis**

Fieberschübe Mißgedeihen Diplegie Anfälle
0 **Hyperargininämie**

Fieberschübe Arthralgien Abdominalschmerz, paroxysmaler
1 **Mittelmeerfieber**

Fieberschübe Retardation Anhidrose Selbstmutilationen
2 **Neuropathie, erbliche, radikuläre**

Fieberschübe, zyklische Infektionen Gingivitiden
1 **Neutropenie, chronische, familiäre, gutartige**

Fingerknöchelpolster Leukonychie Taubheit
0 **Schwann-Syndrom**

Fingerknöchelpolster Leukonychie Taubheit
0 **Fingerknöchelpolster***

Fingernägel, gelbe Ödeme Pleuraexsudate Nageldystrophie
2 **Yellow-Nail-Syndrom**

Fingerunbeweglichkeit, epiphysäre Arthrosen, Finger, Zehen
2 **Thiemann-Syndrom**

Fontanelle, große Hydrozephalus Daumenhypoplasie Paraplegie Retardation
! ♂ **Hydrozephalus infolge einer Aquäduktstenose**

Fontanelle, große Tetraplegie Hydrozephalus Ataxie Nystagmus
! **Hydrozephalus bei Atresie des Foramen Magendie**

Fontanelle, persistierende Frakturen Brachyphalangie Minderwuchs Zahnanomalien
! **Pyknodysostosis**

Fontanelle, persistierende Zahnanomalien Minderwuchs Brachydaktylie Claviculaaplasie
! **Dysplasia cleidocranialis**

Fontanelle, weite Skleren, blaue Infektionen Knochenbrüchigkeit
! † **Osteogenesis imperfecta congenita**

Fotophobie Hauterscheinungen, herpetiforme Keratosen Palmoplantarkeratose
1 **Keratosis palmoplantaris circumscripta**

Fotosensibilität Lichterythem Hauterscheinungen, lichtinduzierte
1 **Protoporphyrie, erythropoetische**

Fotosensibilität Ataxie Nystagmus Oligophrenie Muskelhypotonie
1 **Hartnup-Syndrom**

Fotosensibilität Minderwuchs Teleangiektasien Vogelgesicht
! **Bloom-Syndrom**

Fotosensibilität Oligophrenie Sehverlust Hörverlust Retardation Zwergwuchs
1 **Cockayne-Syndrom**

Fotosensibilität Sehverlust Hörverlust Diabetes mellitus Adipositas Hypogenitalismus
1 **Alström-Syndrom**

Frakturen Akroosteolysen Arthrochalasis Osteolysen Zahnanomalien
1 **Akroosteolyse, neurogene**

Frakturen Demenz Anfälle HSM Skelettdysplasie
0 **Gaucher-Syndrom**

Frakturen Osteofibrose Pigmentierungsanomalien Pubertas praecox
1 **Albright-Syndrom**

Frakturen Brachyphalangie Minderwuchs Zahnanomalien CFD Fontanelle, persistierende
! **Pyknodysostosis**

Frakturen Hörverlust Otosklerose Osteogenesis imperfecta
! **van der Hoeve-Syndrom**

Frakturen Minderwuchs Extremitätenverkrümmung Hyperostose, Schädel
1 **Hyperostosis corticalis deformans juvenilis**

Frakturen Schleimhautblutungen Anämie Infektionen Kräfteverfall
2 **Plasmozytom**

Frakturen Rachitis Zahnverlust
1 **Hypophosphatasie**

Frakturen Zahnverlust
2 **Hypophosphatasie**

Frakturen Sehverlust Osteomyelitis Osteosklerose
1 **Albers-Schönberg-Syndrom**

Frakturen, multiple Arthrochalasis Skleren, blaue Knochenbrüchigkeit
0 **Osteogenesis imperfecta tarda**

Frenulahypertrophie Syndaktylie CFD Zahnanomalien Hypotrichose Zungenlappung
! ♀ **Oro-Fazio-Digitales Syndrom**

Frenulahypertrophie Zahnanomalien Polydaktylie Zungenlappung Hörverlust
! **Mohr-Syndrom**

Furunkel Infektionen, eitrige Abszesse Fieber
0 **Agranulozytose, infantile, erbliche**

Füße, fehlen Extremitäten, fehlen Hände, fehlen
! **Peromelie**

Füße, fehlen Hände fehlen
! **Acheiropodie**

Gallensteine Nierensteine Muskelschwäche Nephritis
2 **Xanthinurie**

Ganganomalien Arthrosen Minderwuchs Coxa vara Rachitis
0 **Metaphysäre Chondrodysplasie Typ Schmid**

Ganganomalien Platyspondylie Arthrosen Augenfehler Minderwuchs
! **Dysplasia spondylo-epiphysaria congenita**

Ganganomalien Platyspondylie Skoliose Zwergwuchs Lordose
1 **Dysplasia spondylo-epiphysaria, pseudoachondroplastische**

Ganganomalien Lordose Skoliose Sehverlust Muskelschwäche Hyperostose
1 **Engelmann-Syndrom**

Gangstörung Dysarthrie Psychosen Demenz Hyperkinesen
4 **Huntington-Syndrom**

Gangstörungen Bewegungseinschränkung Chondrome Knochendysplasie
! **Knochenchondromatose**

Gangstörungen Dysarthrie Akinesen Muskelatrophien Ataxie
3 **Cerebellare Ataxie**

Gangstörungen Dysarthrie Parästhesien Reflexanomalien Ataxie
3 **Cerebellare Ataxie**

Gangstörungen Harninkontinenz Ataxie
5 **Cerebellare Ataxie**

Gangstörungen Knochendysplasien Chondrome
! **Knochenchondromatose**

Gangstörungen Pigmentierungsanomalien Hämangiome Chondrome
! **Knochenchondromatose***

Gangstörungen Myoklonien Anfälle Ataxie Dysarthrie Tremor
1 **Hunt-Syndrom**

Gaumenspalte Glossoptosis Mikrogenie Retromikrognathie
! **Pierre-Robin-Syndrom**

Gaumenspalte Kontrakturen Zwergwuchs Mikromelie Klumpfüße Skoliose
! **Zwergwuchs, diastrophischer**

Gaumenspalte Sehverlust Katarakt Glaukom Skotome Myopie
1 **Hyaloideo-retinale Degereration***

Gaumenspalte Hexadaktylie Genitalanomalien CFD Taubheit Mikrophthalmie
! **Ullrich-Feichtiger-Syndrom**

Gaumenspalte Blepharophimose Mikrostomie Mikrozephalie CFD Retardation
! **Alkohol-Syndrom, fetales**

Gaumenspalte Extremitätenverkrümmung Mikromelie Zwergwuchs
! **Kniest-Syndrom**

Gaumenspalte Retinoschisis Sehverlust Hörverlust Arthrosen, schmerzhafte
1 **Stickler-Syndrom**

Geburtsgewicht, hohes Akzeleration Akromegalie Makrozephalie
0 **Cerebraler Gigantismus**

Gedächtnisstörungen Enthirnungsstarre Aphasie Verblödung
5 **Alzheimer-Syndrom**

Gefäßschäden Hochwuchs Spinnenfingrigkeit Myopie Linsenektopie
1 **Marfan-Syndrom**

Gehbehinderung Exophthalmus CFD Skelettdysplasien, multiple Arthrosen
0 **Melnick-Needles-Syndrom**

Gehbeschwerden Muskelschwäche, allgemeine Muskelhypotonie
! **Muskelhypoplasie, kongenitale, universelle**

Gehbeschwerden Muskelschwäche, Auge Muskelermüdbarkeit Spastizität
3 **Myasthenien**

Gehbeschwerden Myoklonien Kontrakturen Muskelschwäche, distale
1 **Muskelatrophie, juvenile spinale**

Gehbeschwerden Spastizität Kontrakturen Hohlfuß Reflexanomalien
1 **Spinalparalysen, spastische**

Gehbeschwerden Muskelschwäche Muskelhypotonie
! **Central Core Disease**

Gehbeschwerden Muskelpseudohypertrophie, Waden Muskelschwäche, proximale Lordose
3 ♂ **Muskeldystrophie, gutartige, Typ Becker**

Gehbeschwerden Muskelschwäche, progrediente Muskelpseudohypertrophie Kontrakturen
1 ♂ **Muskeldystrophie, infantile, progressive, Typ Duchenne**

Gehbeschwerden Minderwuchs CFD Kurzhals Stimme, hohe Myopie Myotonie
! **Schwartz-Jampel-Syndrom**

Gehörgangsatrophie Makrostomie CFD Taubheit kolobom, Unterlid
! **Franceschetti-Syndrom**

Gelenkdeformationen Nierensteine Arthritis, polytope Schmerzattacken
3 **Gicht**

Gelenkdysplasien Extremitätenmißbildungen, multiple Zwergwuchs Klumpfuß
! **Nievergelt-Syndrom**

Gelenkdysplasien Extremitätenmißbildungen, multiple Ulnadysplasien Fibuladysplasien
! **Nievergelt-Syndrom**

Gelenkdysplasien Extremitätenmißbildungen, multiple Zwergwuchs Mandibula-Hypoplasie
! **Nievergelt-Syndrom**

Gelenkerötung Rheumaschmerz Endokarditis Erythema annulare
2 **Rheumatismus verus**

Gelenkeschwellung Heiserkeit Dyspnoe Erbrechen Granulome, multiple
! **Farber-Syndrom**

Gelenkeschwellung Erytheme Kopfschmerz Urticaria, kälteinduzierte
0 **Kälte-Urticaria, familiäre**

Gelenkeschwellungen, schmerzhafte, Finger Arthrosen
2 **Polyarthritis, primär-chronische**

Genitalanomalien CFD Taubheit Mikrophthalmus Gaumenspalte Hexadaktylie
! **Ullrich-Feichtiger-Syndrom**

Genitaldysplasie Polydaktylie Mikromelie
! **Mohr-Syndrom**

Genitaldysplasien LKGS Kniepterygium Ankyloblepharon Syndaktylie
! **Lippen-Kiefer-Gaumen-Spalte mit Unterlippenfisteln***

Genitale, intersexuelles Kryptorchismus Intersexualität Sterilität
! **Pseudohermaphroditismus masculinus**

Genitale, intersexuelles Gonaden, ambisexuelle Intersexualität
! **Hermaphroditismus, echter**

Genitalhypoplasie Schwerhörigkeit CFD Nierenhypoplasie
! **Winter-Kohn-Mellman-Wagner-Syndrom**

Genitalhypoplasie Leistenhernien Amenorrhoe Sekundärbehaarung, rarifizierte
! „♀“ **Testikuläre Feminisierung**

Genitalhypoplasie Amenorrhoe Uterus bipartitus Vaginalaplasie Sterilität
! ♀ **Mayer-v. Rokitansky-Küster-Syndrom**

Genitalmißbildungen Minderwuchs Hörverlust Herzfehler Lentigines Hypertelorismus
! **Lentigines***

Gerodermie Arteriosklerose Zwergwuchs Alopezie Kachexie Vergreisung
0 **Hutchinson-Gilford-Syndrom**

Gesichtsfeldeinengung Katarakte Hemeralopie Sehverlust
1 **Retinitis pigmentosa**

Gesichtsfeldeinengung Katarakt Hemeralopie Sehverlust
1 **Hyaloideo-tapetoretinale Degeneration**

Gesichtshautschwellung Hypertrichose Zahnfleischverdickung
1 **Fibromatose des Zahnfleisches**

Gesichtshemihypoplasie Wirbelanomalien Dermoide, epibulbäre Präaurikularanhänge
! **Okulo-Aurikulo-Vertebrale Dysplasie**

Gicht Spastizität Oligophrenie Retardation Selbstmutilation Choreoathetose
0 ♂ **Lesch-Nyhan-Syndrom**

Gingivahyperplasie Hurler-Symptomatik HSM Anfälle Minderwuchs Retardation
0 **I-Zellen-Krankheit**

Gingivahyperplasie Hornhautdystrophie Zahnunterzahl
0 **Zahnunterzahl***

Gingivahyperplasie Gesichtshautschwellung Hypertrichose Zahnanomalien
1 **Fibromatose des Zahnfleisches**

Gingivitiden Fieberschübe, zyklische Infektionen
1 **Neutropenie, zyklische**

Gingivitiden Periodontopathien Infektionen, rezidivierende
1 **Neutropenie, chronische, familiäre, gutartige**

Glaskörperdegeneration Sehverlust Hemeralopie Retinadegeneration
1 **Hyaloideo-retinale Degeneration**

Glaukom Mikrophthalmie
! **Mikrophthalmie***

Glaukom Nävus flammeus, unilateraler Anfälle Hemiparese Oligophrenie
! **Sturge-Weber-Syndrom**

Glaukom Skotome Myopie Gaumenspalte Sehverlust Katarakt
! **Hyaloideo-retinale Degeneration***

Glaukom Sehverlust Skotome Myopie Katarakt Retinoschisis
1 **Hyaloideo-retinale Degeneration**

Glaukom Muskelhypotonie HSM Anfälle Retardation CFD Petechien
! **Cerebro-Hepato-Renales Syndrom (Zellweger)**

Glockenthorax Zwergwuchs CFD Mikromelie Kyphose Bulldoggengesicht
! **Parrot-Syndrom**

Glockenthorax Nageldystrophie Arthrosen Zwergwuchs Haardystrophie
1 **Knorpel-Haar-Hypoplasie**

Glossoptosis Mikrogenie Retromikrognathie Gaumenspalte
! **Pierre-Robin-Syndrom**

Gonaden, ambisexuelle Intersex Genitale, intersexuelles
Hermaphroditismus, echter

Gonadendysgenesie Anämie Hypothyreose Addisonismus Candidiasis
1 **Endokrinopathie, juvenile, familiäre**

Granulome, multiple Lymphdrüsenschwellung Hautsarkoidose Lupus pernio
2 **Morbus Boeck**

Granulome, multiple Gelenkeschwellung Heiserkeit Dyspnoe Erbrechen
! **Farber-Syndrom**

Granulozytenhyposegmentation
! **Pelger-Huet-Anomalie**

Gynäkomastie Hochwuchs Oligophrenie Hypogonadismus Eunuchoidismus
1 ♂ **Klinefelter-Syndrom**

Gynäkomastie Hypogonadismus Amenorrhoe Hochwuchs Adipositas
1 **Eunuchoidismus, familiärer**

Haaransatz, tiefer Minderwuchs Ödeme, Füße Pterygium colli Amenorrhoe
! ♀ **Ullrich-Turner-Syndrom**

Haarausfall Anfälle Atrophie, Gesichtshälfte Neuralgien
3 **Hemiatrophia faciei**

Haarausfall Glatze
2 **Alopecia praematura**

Haarausfall Hypotrichose Haarlosigkeit
! **Hypotrichosis congenita**

Haarausfall Nageldystrophie
1 **Alopecia areata***

Haardystrophie Glockenthorax Nageldystrophie Arthrosen Zwergwuchs
1 **Knorpel-Haar-Hypoplasie**

Haarlosigkeit Haarausfall Hypotrichose
! **Hypotrichosis congenita**

Haarwachstumsstörung Achylie Diarrhoe Anämie Oberbauchbeschwerden
2 **Perniziöse Anämie**

Halluzinationen Muskelhypotonie, kataplektische Schlafanfälle
2 **Narkolepsie**

Halothansensibilität Hyperpyrexie Anästhesiezwischenfälle
! **Hyperpyrexie-Syndrom, malignes**

Halsfisteln Hörverlust Präaurikularfisteln
! **Schwerhörigkeit und Präaurikularfisteln***

Halsfisteln Schwerhörigkeit Präaurikularfisteln
! **Schwerhörigkeit und Präaurikularfisteln***

Hämangioblastome Retinaangiome Kopfschmerz Zysten, Pankreas
! **v. Hippel-Lindau-Syndrom**

Hämangiome Chondrome Gangstörungen Pigmentierungsanomalien
! **Knochenchondromatose**

Hämangiome, multiple Blutungen, intestinale, occulte
0 **Blue-Ruber-Bleb-Nävus-Syndrom**

Hämangiome, unilaterale Hemihypertrophie, Bein Varicosis
! **Klippel-Trenaunay-Syndrom**

Hämarthrosen Epistaxis Menorrhagien Hämorrhagien, posttraumatische
1 **Faktor-V-Mangel**

Hämarthrosen Hämorrhagien, Haut, Schleimhaut Diathese, hämorrhagische Epistaxis
0 ♂ **Hämophilie**

Hämarthrosen Menorrhagien Hämorrhagien, posttraumatische Epistaxis
1 **Faktor-X-Mangel**

Hämarthrosen Menorrhagien Nabelschnurblutungen Hämorrhagien
0 **Faktor-VII-Mangel**

Hämarthrosen Hämorrhagien, posttraumatische Epistaxis Menorrhagien
1 **Hypoprothrombinämie**

Hämarthrosen Nabelschnurblutungen Hämorrhagien
0 **Faktor-XIII-Mangel**

Hämatome Hämorrhagien Epistaxis Menorrhagien Teleangiektasien
! **v. Willebrand-Jürgens-Syndrom**

Hämatome Arthrochalasis Luxationen Hautläsionen Cutis laxa
! **Ehlers-Danlos-Syndrom**

Hämaturie Hypertonie Niereninfektionen Niereninsuffizienz Nierenkoliken
0 **Zystennieren, infantiler Typ**

Hämaturie Hypertonie Niereninfektionen Niereninsuffizienz, progrediente
1 **Zystennieren, medulläre**

Hämaturie Niereninsuffizienz Niereninfektionen Hypertonie Hämorrhagien
4 **Zystennieren, adulter Typ**

Hämochromatose Anämie, chronische Splenomegalie Ikterus
1 **Anämie, hämolytische, mit mehrkernigen Erythroblasten**

Hämochromatose HSM Anämie, chronische
0 ♂ **Anämie, hypochrome, sideroachrestische**

Hämorrhagien Hämaturie Niereninsuffizienz Niereninfektionen Hypertonie
4 **Zystennieren, adulter Typ**

Hämorrhagien Abgeschlagenheit Sehverlust BSG, beschleunigt Hörverlust
4 **Makroglobulinämie Waldenström**

Hämorrhagien Diathesen, hämorrhagische Thrombopathie
1 **Bernard-Soulier-Syndrom**

Hämorrhagien Diathese, hämorrhagische
2 **Antithrombin-Defekte**

Hämorrhagien Epistaxis Menorrhagien Teleangiektasien Hämatome
1 **v. Willebrand-Jürgens-Syndrom**

Hämorrhagien Hämarthrosen Menorrhagien Nabelschnurblutungen
0 **Faktor-VII-Mangel**

Hämorrhagien Hämarthrosen Nabelschnurblutungen
0 **Faktor-XIII-Mangel**

Hämorrhagien Kopfschmerz Urticaria Pruritus Hyperpigmentierung
1 2 **Urticaria pigmentosa**

Hämorrhagien Thrombophlebitiden Embolien Wundheilung, schlechte
0 **Fibrinogen-Varianten**

Hämorrhagien, Haut, Schleimhaut Diathese, hämorrhagische Epistaxis Hämarthrosen
0 ♂ **Hämophilie**

Hämorrhagien, intrakranielle Zystennieren
2 **Aneurysma, intrakranielles**

Hämorrhagien, leichte, posttraumatische Epistaxis
1 **Faktor-XI-Mangel**

Hämorrhagien, leichte, posttraumatische
1 **Faktor-XII-Mangel**

Hämorrhagien, posttraumatische Epistaxis Hämarthrosen Menorrhagien
1 **Faktor-X-Mangel**

Hämorrhagien, posttraumatische Epistaxis Menorrhagien Hämarthrosen
1 **Hypoprothrombinämie**

Hämorrhagien, posttraumatische Hämarthrosen Epistaxis Menorrhagien
1 **Faktor-V-Mangel**

Hämosiderose Infektionen Anämie, hypochrome
1 **Atransferrinämie**

Handabknickung Bewegungseinschränkung, Hand
0 **Madelungsche Deformität**

Hände, fehlen Füße, fehlen Extremitäten, fehlen
! **Peromelie**

Hände, fehlen Füße, fehlen
! **Acheiropodie**

Harninkontinenz Ataxie Gangstörungen
5 **Cerebellare Ataxie**

Hautatrophie Sehverlust Angina pectoris Purpura Pseudoxanthom
1 **Pseudoxanthoma elasticum**

Hautatrophie Ulcera Sehverlust Altern, vorzeitiges Hyperkeratose Canities praematura
1 **Werner-Syndrom**

Hautatrophie, Akren Erythem, Gesicht Akromikrie
1 **Akrogerie**

Hautblasen Blasen Pigmentierungsanomalien
1 **Pemphigus chronicus benignus familiaris**

Hauterscheinungen, lichtinduzierte Fotosensibilität Lichterythem
1 **Protoporphyrie, erythropoetische**

Hauterscheinungen, herpetiforme Keratosen Palmoplantarkeratose Fotosensibilität
1 **Keratosis palmoplantaris circumscripta**

Hauteruptionen, Akren Alopezie Nageldystrophie Diarrhoe
0 **Akrodermatitis enteropathica**

Hautfurchung, Kopf CFD Akanthosis nigricans Nageldystrophie Zahnanomalien Minderwuchs
1 **Cutis verticis gyrata***

Hautfurchung, Kopf Akanthosis nigricans CFD Strabismus
1 **Cutis verticis gyrata***

Hautfurchung, Kopf Akromegalie Leukom
1 **Cutis verticis gyrata***

Hautfurchung, Kopf Oligophrenie
1 **Cutis verticis gyrata***

Hautfurchung, Kopf, Schilddrüsenaplasie Oligophrenie
1 **Cutis verticis gyrata***

Hautknötchen, juckende, Extremitäten,
2 **Lichen amyloidosus**

Hautläsionen Cutis laxa Hämatome Arthrochalasis Luxationen
! **Ehlers-Danlos-Syndrom**

Hautläsionen Koliken Erbrechen Blasen, lichtinduzierte, pharmakogenetische
2 **Porphyria variegata**

Hautmarmorierung Katarakt Zahnanomalien Daumendysplasie Arteriosklerose
1 **Rothmund-Thomson-Syndrom**

Hautsarkoidose Lupus pernio Granulome, multiple Lymphdrüsenschwellung
2 **Morbus Boeck**

Hautschuppung, herdförmige, parakeratotische
1 **Psoriasis**

Hautschuppung, herdförmige, parakeratotische Arthritis
1 **Psoriasis**

Hautschuppung, pustulöse Erythrodermie Arthritis
1 **Psoriasis**

Hauttumoren, knötchenförmige, reizempfindliche
1 **Leiomyomata der Haut**

Hauttumoren, kleine, multiple
2 **Syringome**

Hautverdickung Hyperostosen, Extremitäten Ektropien Hyperhidrose
2 **Pachydermoperiostosis**

Heiserkeit Dyspnoe Erbrechen Granulome, multiple Gelenkeschwellung
! **Farber-Syndrom**

Heiserkeit Keratosen Schleimhautveränderungen Anfälle Zahnanomalien Retardation
0 **Lipoidproteinose**

Heißhunger Coma Anfälle Oligophrenie Tremor
0 **Hypoglykämie**

Hemeralopie Dunkeladaptation, verzögerte Visusminderung
! **Oguchi-Syndrom**

Hemeralopie Glaskörperdegeneration Sehverlust Retinadegeneration
1 **Hyaloideo-retinale Degeneration**

Hemeralopie Hörverlust Parästhesien Paresen Ataxien Ichthyose Muskelatrophie
2 **Refsum-Syndrom**

Hemeralopie Netz- und Aderhautsklerose Sehverlust
0 ♂ **Chorioideremie**

Hemeralopie Retinitis pigmentosa Ataxie Retardation Sehverlust
1 **Retinitis pigmentosa***

Hemeralopie Sehverlust Gesichtsfeldeinengung Katarakte
1 **Retinitis pigmentosa**

Hemeralopie Myopie Strabismus
1 **Hemeralopie, familiäre**

Hemeralopie Sehverlust Corneaepithelödem
1 **Atrophia gyrata chorioideae et retinae Fuchs**

Hemeralopie Sehverlust Gesichtsfeldeinengung Katarakt
1 **Hyaloideo-tapetoretinale Degeneration**

Hemiatrophia faciei Amimie Paresen Sehverlust Hörverlust
! **Fazialisparese, angeborene**

Hemiatrophie Augenbewegungsstörung Taubheit Wirbeldysplasie
! ♀ **Wildervanck-Syndrom**

Hemihypertrophia faciei Riesenwuchs, unilateraler, Gesicht Strabismus
! **Hemihypertrophie**

Hemihypertrophie Nephroblastome
0 **Wilms-Tumor**

Hemihypertrophie, Bein Varicosis Hämangiome, unilaterale
! **Klippel-Trenaunay-Syndrom**

Hemiparese Oligophrenie Glaukom Nävus flammeus, unilateraler Anfälle
! **Sturge-Weber-Syndrom**

Hepatomegalie Teleangiektasien Epistaxis Angiome
1 **Osler-Syndrom**

Hepatomegalie Hypertonie, portale Cholangitis Hypergammaglobulinämie
1 **Leberfibrose, angeborene**

Hepatomegalie Minderwuchs Erbrechen Adipositas
0 **Glykogenose Typ VI**

Hepatomegalie Muskelhypotonie Minderwuchs Epistaxis Hypoglykämie Infektionen
1 **Glykogenose Typ III**

Hepatomegalie Muskelhypotonie Infektionen Hypoglykämie Epistaxis
1 **Glykogenose Typ I**

Hepatomegalie Muskelschwäche, geringe
1 **Glykogenose Typ IX**

Hepatomegalie Ataxie Krämpfe Oligophrenie Trichorrhexis
0 **Argininbernsteinsäure-Syndrom**

Hernien Minderwuchs Hörverlust Kontrakturen Hornhautdystrophie HSM Kyphose
1 **Mukopolysaccharidose Typ VI**

Hernien Hörverlust Minderwuchs Retardation Wasserspeiergesicht HSM
1 ♂ **Mukopolysaccharidose Typ II**

Hernien Kontrakturen HSM Hornhautdystrophie Prognathie Hörverlust
0 **Mukopolysaccharidose Typ V**

Herzanfälle Herztod, plötzlicher QT-Intervallverlängerungen
! **Taubheit mit Störungen der Herzfunktion***

Herzanfälle Herztod, plötzlicher Taubheit QT-Intervallverlängerung
! **Taubheit mit Störungen der Herzfunktion**

Herzfehler Daumena-, Dysplasie Arrythmie Schultergürteldysplasie
! **Holt-Oram-Syndrom**

Herzfehler Idiotie Sehverlust Enthirnungsstarre
0 **Amaurotische Idiotie, familiäre, frühkindliche**

Herzfehler Muskelhypertonie Tintenlöscherfüße CFD Mikrostomie
! **Edwards-Syndrom**

Herzfehler Nierenaplasie Claviculadysplasie Extremitätenmißbildungen Mikrophthalmie
! **Lenz-Syndrom**

Herzfehler Lentiginosis, zentrofaziale Hypertelorismus Taubheit
! **Lentigines***

Herzfehler CFD Pterygium colli Minderwuchs Cubitus valgus Hypogonadismus
! **Noonan-Syndrom**

Herzfehler Lentigines Hypertelorismus Genitalmißbildungen Minderwuchs Hörverlust
! **Lentigines***

Herzfunktionsstörungen Rötung, Haut, Schleimhaut Polyzythämie Apoplexien
1 **Polycythaemia rubra vera**

Herzrhythmusstörungen EKG-Anomalien Tachykardie
2 **Wolff-Parkinson-White-Syndrom**

Herzschwäche Linksherzhypertrophie Herztod Angina pectoris
1 **Kardiomyopathie, familiäre, idiopathische**

Herztod Angina pectoris Herzschwäche Linksherzhypertrophie
1 **Kardiomyopathie, familiäre, idiopathische**

Herztod, plötzlicher QT-Intervallverlängerung Herzanfälle
! **Taubheit mit Störungen der Herzfunktion***

Herztod, plötzlicher Taubheit QT-Intervallverlängerung Herzanfälle
! **Taubheit mit Störungen der Herzfunktion**

Herzversagen Krämpfe Muskelschmerz Muskelschwäche
1 **Glykogenose Typ V**

Heterochromie Anhidrose Miosis Enophthalmus Ptosis
0 **Horner-Syndrom**

Hexadaktylie Genitalanomalien CFD Taubheit Mikrophthalmus Gaumenspalte
! **Ullrich-Feichtiger-Syndrom**

Hexadaktylie Retardation LKGS Kolobom Mikrophthalmie Taubheit
! **Pätau-Syndrom**

Hirsutismus Hypergenitalismus HSM Retardation Minderwuchs
! **Leprechaunismus**

Hirsutismus Sterilität Hypogenitalismus Amenorrhoe Oligomenorrhoe
2 ♀ **Stein-Leventhal-Syndrom**

Hirsutismus Virilismus Hyperostosis frontalis interna Adipositas
2 ♀ **Morgagni-Syndrom**

Hochwuchs Linsenektopie Anfälle Retardation Thrombosen Oligophrenie
0 **Homozystinurie**

Hochwuchs Oligophrenie Hypogonadismus Eunuchoidismus Gynäkomastie
1 ♂ **Klinefelter-Syndrom**

Hochwuchs Lipodystrophie Muskelhypertrophie Hypertrichose HSM
0 **Lipodystrophie, generalisierte**

Hochwuchs Oligophrenie Hypogonadismus Sterilität CFD Eunuchoidismus
! ♂ **XXXY-Männer**

Hochwuchs Adipositas Gynäkomastie Hypogonadismus Amenorrhoe
1 **Eunuchoidismus, familiärer**

Hochwuchs Spinnenfingrigkeit Myopie Linsenektopie Gefäßschäden
1 **Marfan-Syndrom**

Hochwuchs Hypogonadismus Intelligenzminderung Verhaltensstörung
2 ♂ **YY-Syndrom**

Hohlfuß Demenz Kyphoskoliose Ophthalmoplegie Ataxie
1 **Spino-cerebellare Ataxie mit Ophthalmoplegie**

Hohlfuß Reflexanomalien Kyphoskoliose Demenz Ataxie Nystagmus
1 **Friedreich-Syndrom**

Hohlfuß Reflexanomalien Gehbeschwerden Spastizität Kontrakturen
1 **Spinalparalysen, spastische**

Hohlfuß Skoliose Ataxie Reflexanomalien Muskelatrophie
1 **Roussy-Levy-Syndrom**

Holoprosenzephalie CFD Mikrophthalmie Meningozele
! † **Triploidie***

Hornhautdystrophie HSM Hörverlust Minderwuchs Wasserspeiergesicht Kyphose
0 **Mukopolysaccharidose Typ I**

Hornhautdystrophie HSM Kyphose Hernien Minderwuchs Hörverlust Kontrakturen
1 **Mukopolysaccharidose Typ VI**

Hornhautdystrophie Kyphoskoliose Zahnanomalien Wirbelanomalien Zwergwuchs
1 **Mukopolysaccharidose Typ IV**

Hornhautdystrophie Prognathie Hörverlust Hernien Kontrakturen HSM
0 **Mukopolysaccharidose Typ V**

Hornhautdystrophie Zahnunterzahl Gingivahyperplasie
0 **Zahnunterzahl***

Hornhauttrübung Muskelschwäche Minderwuchs Retardation CFD Mikrostomie Cutis laxa
! **De Barsi-Syndrom**

Hornhauttrübung Xanthome Dystrophie, osteochondrale, Extremitäten
1 **François-Syndrom**

Hörstörung Diabetes mellitus Optikusatrophie Sehverlust
1 **Barjon-Lestradet-Labange-Syndrom**

Hörverlust Anfälle Hyperkinesen Sehverlust Makrozephalie
0 **Spongiöse Degeneration des Zentralnervensystems**

Hörverlust Hämorrhagien Abgeschlagenheit Sehverlust BSG, beschleunigt
4 **Makroglobulinämie Waldenström**

Hörverlust Minderwuchs Wasserspeiergesicht Kyphose Hornhautdystrophie
0 **Mukopolysaccharidose Typ I**

Hörverlust Retinopathie Muskelatrophie Sehverlust Retardation Oligophrenie
! **Taubheit***

Hörverlust Anfälle Enthirnungsstarre Apathie Tetraplegie Sprachverlust
1 **Scholz-Syndrom**

Hörverlust Anfälle Infektionen Tremor Sehverlust Paresen Ataxie
1 **Enzephalopathie, nekrotisierende**

Hörverlust Diabetes mellitus Adipositas Hypogenitalismus Fotosensitivität Sehverlust
1 **Alström-Syndrom**

Hörverlust Hernien Kontrakturen HSM Hornhautdystrophie Prognathie
0 **Mukopolysaccharidose Typ V**

Hörverlust Herzfehler Lentigines Hypertelorismus Genitalmißbildungen Minderwuchs
! **Lentigines***

Hörverlust Hypotrichose CFD Bulldoggengesicht Zahnanomalien Myopie
! **Marshall-Syndrom**

Hörverlust Kontrakturen Hornhautdystrophie HSM Kyphose Hernien Minderwuchs
1 **Mukopolysaccharidose Typ VI**

Hörverlust Lentigines Hypertelorismus Augenbewegungsstörungen
! **Lentigines***

Hörverlust Minderwuchs Retardation Wasserspeiergesicht HSM Hernien
1 ♂ **Mukopolysaccharidose Typ II**

Hörverlust Muskelatrophie Ulcera, Unterschenkel Sensibilitätsverlust
2 **Neuropathie, erbliche, radikuläre**

Hörverlust Oligophrenie Pseudogliom Amaurose Bulbusatrophie
! ♂ **Norrie-Syndrom**

Hörverlust Parästhesien Paresen Ataxien Ichthyose Muskelatrophien Hemeralopie
2 **Refsum-Syndrom**

Hörverlust Paresen Arthrosen Hyperostosen, Schädel Dyspnoe Sehverlust
0 **Pyle-Syndrom**

Hörverlust Retardation Zwergwuchs CFD Fotosensibilität Oligophrenie Sehverlust
1 **Cockayne-Syndrom**

Hörverlust Sehverlust HSM Pigmentierung, gelbe Kachexie Oligophrenie
0 1 2 **Niemann-Pick-Syndrom**

Hörverlust Arthrosen, schmerzhafte Gaumenspalte Retinoschisis Sehverlust
1 **Stickler-Syndrom**

Hörverlust Spastizität Reflexanomalien Retardation Sehverlust
1 **Seitelberger-Syndrom**

Hörverlust Talgdrüsenhypoplasie Palmoplantarkeratose Hypohidrose Nageldysplasie
1 **Helweg-Larsen-Syndrom**

Hörverlust Thoraxdysplasie Brachydaktylie Minderwuchs Retardation CFD Zahnanomalien
! ♂ **Oto-Palato-Digitales Syndrom**

Hörverlust Osteosklerose Sehverlust Knochenbrüchigkeit HSM Makrozephalie
! **Albers-Schönberg-Syndrom**

Hörverlust Spastizität Krämpfe Sehverlust Enthirnungsstarre Retardation
0 **Krabbe-Syndrom**

Hörverlust
3 **Otosklerose**

Hörverlust Ataxie Myopie Neuropathie, periphere Karies Sehverlust
0 **Flynn-Aird-Syndrom**

Hörverlust Nageldystrophie Zahnanomalien
1 **Robin-Miller-Bensimon-Syndrom**

Hörverlust Pili torti
0 **Pili torti***

Hörverlust Ataxie Hypogonadismus
1 **Herrmann-Aguilar-Sacks-Syndrom**

Hörverlust CFD Frenulahypertrophie Zahnanomalien Polydaktylie Zungenlappung
! **Mohr-Syndrom**

Hörverlust Diabetes mellitus Nephropathie Myoklonusepilepsie, lichtinduzierte
3 **Taubheit***

Hörverlust Hemiatrophia faciei Amimie Paresen Sehverlust
! **Fazialisparese, angeborene**

Hörverlust Infektionen Nierenfunktionsstörungen Retardation Krämpfe
0 **Hyperprolinämie**

Hörverlust Myopie Autismus Sprachentwicklungsstörung Dysarthrie
! **Eldridge-Berlin-Mc Kusick-Syndrom**

Hörverlust Nephritis Urämie Urticaria recidivans
2 **Muckle-Wells-Syndrom**

Hörverlust Niereninsuffizienz Sehverlust Urämie
2 ♂ **Alport-Syndrom**

Hörverlust Otosklerose Osteogenesis imperfecta Frakturen
! **van der-Hoeve Syndrom**

Hörverlust Präaurikularfisteln Halsfisteln
! **Schwerhörigkeit und Präaurikularfisteln***

Hörverlust Sehverlust Akromegalie, Kinn Hyperostosen
2 **Hyperostosis corticalis generalisata**

Hörverlust Struma Epiphysen, stippled Thoraxdysplasie
! **Refetoff-de Wind-de Groot-Syndrom**

Hörverlust Synostosen Dysphalangie Symphalangie
! **Symphalangie***

HSM Idiotie Niereninsuffizienz Amaurose Krämpfe Hurler-Symptomatik
0 **Gangliosidose, generalisierte Typ I**

HSM Anfälle Minderwuchs Retardation Gingivahyperplasie Hurler-Symptomatik
! **I-Zellen-Krankheit**

HSM Anfälle Retardation CFD Petechien Glaukom Muskelhypotonie
! **Cerebro-Hepato-Renales Syndrom (Zellweger)**

HSM Diabetes mellitus Adipositas Arteriosklerose Koliken Xanthome
3 **Hyperlipoproteinämie Typ V**

HSM Dyspnoe Knochendestruktion Lymphknotenschwellung Purpura Fieber
1 **Abt-Letterer-Siwe-Syndrom**

HSM Embolien Retinopathien Anämie, hämolytische Lymphknotenschwellung
1 **Sichelzell-Anämie**

HSM Hernien Hörverlust Minderwuchs Retardation Wasserspeiergesicht
1 ♂ **Mukopolysaccharidose Typ II**

HSM Hochwuchs Lipodystrophie Muskelhypertrophie Hypertrichose
0 **Lipodystrophie, generalisierte**

HSM Hornhautdystrophie Prognathie Hörverlust Hernien Kontrakturen
0 **Mukopolysaccharidose Typ V**

HSM Hörverlust Minderwuchs Wasserspeiergesicht Kyphose Hornhautdystrophie
0 **Mukopolysaccharidose Typ I**

HSM Infektionen Dyspnoe Lymphadenitiden Hypertonie, pulmonale
0 ♂ **Granulomatose, letale, des Kindesalters**

HSM Kyphose Hernien Minderwuchs Hörverlust Kontrakturen Hornhautdystrophie
1 **Mukopolysaccharidose Typ VI**

HSM Lebercirrhose Minderwuchs Ikterus Osteoporose
0 **Glykogenose Typ IV**

HSM Leberinsuffizienz Mißgedeihen Rachitis Nierenfunktionsstörungen
0 **Tyrosinämie**

HSM Makrozephalie Hörverlust Osteosklerose Sehverlust Knochenbrüchigkeit
! **Albers-Schönberg-Syndrom**

HSM Mißgedeihen Niereninsuffizienz Hypertonie, portale Dyspepsie
! **Fibroangiomatose, angeborene, biliäre**

HSM Pankreatitis Erbrechen Lipämie Koliken Fieber Xanthome
2 **Hyperlipoproteinämie Typ I**

HSM Pigmentierung, gelbe Kachexie Oligophrenie Hörverlust Sehverlust
0 1 2 **Niemann-Pick-Syndrom**

HSM Retardation Minderwuchs CFD Hirsutismus Hypergenitalismus
! **Leprechaunismus**

HSM Retardation Mißgedeihen Hypoglykämien Katarakt Ikterus Erbrechen
! **Galaktosämie-Syndrom II**

HSM Skelettdysplasien Frakturen Demenz Anfälle
1 **Gaucher-Syndrom**

HSM Tränenhyposekretion Albinismus, partieller Infektionen Hyperhidrose
0 **Chediak-Higashi-Syndrom**

HSM Urin, roter Blasen, lichtinduzierte Ulcerationen Erythrodontie
0 **Porphyria erythropoetica congenita (Günther)**

HSM Xanthome Arteriosklerose Coronarschäden Adipositas Diabetes mellitus
3 **Hyperlipoproteinämie Typ IV**

HSM Xanthome Dystrophie Diarrhoe Erbrechen Mißgedeihen
0 **Wolman-Syndrom**

HSM Anämie, chronische Hämochromatose
0 ♂ **Anämie, hypochrome, sideroachrestische**

Hüftdysplasie Minderwuchs Steatorrhoe Diarrhoe Mißgedeihen Infektionen
0 **Shwachman-Syndrom, Burke-Syndrom**

Hüfthinken Bewegungseinschränkung, Hüftgelenk Coxa plana
1 **Calve-Legg-Perthes-Syndrom**

Hurler-Symptomatik HSM Idiotie Niereninsuffizienz Amaurose Krämpfe
0 **Gangliosidose, generalisierte Typ I**

Hurler-Symptomatik HSM Anfälle Minderwuchs Retardation Gingivahyperplasie
! **I-Zellen-Krankheit**

Hurler-Symptomatik Hyperhidrose Retardation Tetraplegie Tremor
1 **Fukosidose**

Hurler-Symptomatik Minderwuchs Skoliose Kurzhals Arthrosen
1 **Mukolipidose III**

Hurler-Symptomatik Retardation Muskelschwäche Ataxie Anfälle
1 **Mukolipidose I**

Hydramnion Diarrhoe Hypertonie
0 **Alkalose, angeborene, mit Diarrhoe**

Hydroureter Hydronephrose Abdominalmuskelaplasie
0 ♂ **Bauchdeckenaplasie-Syndrom**

Hydrozephalus Ataxie Nystagmus Fontanelle, große Tetraplegie
! **Hydrozephalus bei Atresie des Foramen Magendie**

Hydrozephalus Daumenhypoplasie Paraplegie Retardation Fontanelle, große
! ♂ **Hydrozephalus infolge einer Aquäduktstenose**

Hydrozephalus Nystagmus Sehverlust Spasmen Anfälle Ataxie
0 **Hydrozephalus infolge Arnold-Chiarischer Mißbildung**

Hydrozephalus externus Extremitätenmißbildungen CFD
0 **Holtermüller-Wiedemann-Syndrom**

Hyperakusis Somnolenz Sehverlust Demenz Krämpfe
1 **Amaurotische Idiotie, familiäre, spätinfantile**

Hyperakusis Übererregbarkeit VB6-Ansprechbarkeit Anfälle, epileptische
! **Pyridoxin-abhängige Krämpfe**

Hyperazidität Ulcera, gastro-intestinale Hyperparathyreoidrose Diarrhoe
2 **Zollinger-Ellison-Syndrom**

Hypergammaglobulinämie Hepatomegalie Hypertonie, portale Cholangitis
1 **Leberfibrose, angeborene**

Hypergenitalismus HSM Retardation Minderwuchs CFD Hirsutismus
! **Leprechaunismus**

Hyperhidrose Canities praematura Zahnunterzahl
1 **Böök-Syndrom**

Hyperhidrose Blasen Atrophien Ösophagusstenose Augenläsionen
0 **Epidermolysis bullosa**

Hyperhidrose Hautverdickung Hyperostosen, Extremitäten Ektropien
2 **Pachydermoperiostosis**

Hyperhidrose Palmoplantarkeratose, verrucöse, papulöse
2 **Akrokeratoelastoidosis**

Hyperhidrose Palmoplantarkeratose, übergreifende
1 **Greither-Syndrom**

Hyperhidrose HSM Tränenhyposekretion Albinismus, partieller Infektionen
0 **Chediak-Higashi-Syndrom**

Hyperhidrose Prurigo Blasen, Haut, Schleimhaut Nageldysplasie
1 **Epidermolysis bullosa**

Hyperhidrose Retardation Tetraplegie Tremor Hurler-Symptomatik
1 **Fukosidose**

Hyperhidrose Zahnanomalien Paradontose Palmoplantarkeratose
1 **Keratosis palmoplantaris mit Periodontopathie**

Hyperinsulinismus Hyperparathyreoidismus Lipome Adenomatose
2 **Polyadenomatose, endokrine, hereditäre**

Hyperkeratosen Hautatrophie Ulcera Sehverlust Altern, vorzeitiges Canities praematura
3 **Werner-Syndrom**

Hyperkeratosen Purpura Poikilodermie Tränenträufeln Nageldystrophie
1 ♂ **Zinsser-Engman-Cole-Syndrom**

Hyperkeratosen Erythrodermie Palmoplantarkeratosen Kollodiumbaby
! **Ichthyosis congenita**

Hyperkeratosen Pachyonychie Zahnanomalien Hypotrichose
! **Ektodermale Dysplasie, hidrotische**

Hyperkeratosen Prurigo Erytheme
0 **Erythrokeratodermia figurata variabilis**

Hyperkeratosen Xerodermie
! **Ichthyosis vulgaris**

Hyperkeratosen Hyperpigmentation
1 **Acanthosis nigricans, benigne**

Hyperkeratosen, follikuläre Palmoplantarkeratose Alopezie
0 **Keratosis follicularis spinulosa decalvans cum ophiasi**

Hyperkinesen Choreoathetose Dysarthrie
1 **Vogt-Syndrom**

Hyperkinesen Gangstörung Dysarthrie Psychosen Demenz
4 **Huntington-Syndrom**

Hyperkinesen Muskeldystonie Ataxie Oligophrenie Retardation
0 **Kleinhirn-Hypoplasie**

Hyperkinesen Paresen Rigor Tremor Anfälle Demenz
2 **Fahr-Syndrom**

Hyperkinesen Sehverlust Makrozephalie Hörverlust Anfälle
0 **Spongiöse Degeneration des Zentralnervensystems**

Hyperkinesen Anfälle Retardation Enthirnungsstarre Spastizität
1 **Alpers-Syndrom**

Hyperostosen, Schädel Frakturen Minderwuchs Extremitätenverkrümmung
1 **Hyperostosis corticalis deformans juvenilis**

Hyperostosen Hörverlust Sehverlust Akromegalie, Kinn
2 **Hyperostosis corticalis generalisata**

Hyperostosen, Extremitäten Ektropien Hyperhidrose Hautverdickung
2 **Pachydermoperiostosis**

Hyperostosen Sehverlust Rheumaschmerz Extremitätenverkrümmung
5 **Paget-Syndrom**

Hyperostosen, diaphysäre Ganganomalien Lordose Skoliose Sehverlust Muskelschwäche
1 **Engelmann-Syndrom**

Hyperostosen, Schädel Dyspnoe Sehverlust Hörverlust Paresen Arthrosen
0 **Pyle-Syndrom**

Hyperostosis frontalis interna Adipositas Hirsutismus Virilismus
2 ♀ **Morgagni-Syndrom**

Hyperparathyreoidismus Diarrhoe Hyperazidität Ulcera, gastrointestinale
2 **Zollinger-Ellison-Syndrom**

Hyperparathyreoidismus Lipome Adenomatose Hyperinsulinismus
2 **Polyadenomatose, endokrine, hereditäre**

Hyperpigmentierung Hyperkeratosen
1 **Acanthosis nigricans, benigne**

Hyperpigmentierung Blasen, induzierte, Haut
0 **Epidermolysis bullosa**

Hyperpigmentierung Nävi
! **Melanosis universalis**

Hyperpigmentierung Diabetes mellitus Myxödem
0 **Nebenniereninsuffizienz***

Hyperpigmentierung Diabetes mellitus Zerebralsklerose, kindliche
0 **Nebenniereninsuffizienz, angeborene***

Hyperpigmentierung Hypoglykämie Hypotonie Mißgedeihen Erbrechen
0 ♂ **Nebenniereninsuffizienz**

Hyperpigmentierung Leberfibrose Urin, roter Blasen, lichtinduzierte
4 **Porphyria cutanea tarda**

Hyperpigmentierung Salzverlust Hypotonie Mißgedeihen Erbrechen
0 **Nebenniereninsuffizienz, angeborene**

Hyperpigmentierung Hämorrhagien Kopfschmerz Urticaria
1 2 **Urticaria pigmentosa**

Hyperpigmentierung Ulcera Nephritis UV-Empfindlichkeit Erytheme
1 **Xeroderma pigmentosum**

Hyperpigmentierung Dysplasie, ektodermale Fettgewebshernien Augenmißbildungen
! ♀ **Goltz-Gorlin-Syndrom**

Hyperpyrexie Anästhesie-Zwischenfälle Halothansensibilität
0 **Hyperpyrexie-Syndrom**

Hypertelorismus Augenbewegungsstörungen Hörverlust Lentigines
! **Lentigines***

Hypertelorismus Genitalmißbildungen Minderwuchs Hörverlust Herzfehler Lentigines
! **Lentigines***

Hypertelorismus Oligophrenie Kryptorchismus LKGS Hypospadie
! ♂ **Hypospadie***

Hypertelorismus Retardation Anämie, normozytäre Hypogonadismus
1 **Diamond-Blackfan-Syndrom**

Hypertelorismus Retardation Schreien, katzenartiges Minderwuchs CFD
! **Cri-du-chat-Syndrom**

Hypertelorismus Taubheit Herzfehler Lentiginosis, zentrofaziale
! **Lentigines***

Hypertelorismus CFD Kamptodaktylie Skoliose Spitzfuß Mikrostomie
! **Freeman-Sheldon-Syndrom**

Hypertonie, pulmonale Trommelschlegelfinger Infektionen Dyspnoe Zyanose
1 **Lungenfibrose, familiäre, diffuse**

Hypertonie Brachydaktylie
! **Brachydaktylie***

Hypertonie Ikterus Pruritus Rachitis Mißgedeihen Malabsorption
1 **Gallengang-Aplasie, intrahepatische**

Hypertonie Hämorrhagien Hämaturie Niereninsuffizienz Niereninfektionen
4 **Zystennieren, adulter Typ**

Hypertonie Hydramnion Diarrhoe
0 **Alkalose, angeborene, mit Diarrhoe**

Hypertonie Niereninfektionen Niereninsuffizienz Nierenkoliken Hämaturie
0 **Zystennieren, infantiler Typ**

Hypertonie Niereninfektionen Niereninsuffizienz progrediente Hämaturie
1 **Zystennieren, medulläre**

Hypertonie Parästhesien, Akren Sehverlust Teleangiektasien Nephritis
1 ♂ **Fabry-Syndrom**

Hypertonie, paroxysmale Tachykardie Kopfschmerz
3 **Phäochromozytom**

Hypertonie, portale Cholangitis Hypergammaglobulinämie Hepatomegalie
1 **Leberfibrose, angeborene**

Hypertonie, portale Dyspepsie HSM Mißgedeihen Niereninsuffizienz
! **Fibroangiomatose, angeborene, biliäre**

Hypertonie, pulmonale HSM Infektionen Dyspnoe Lypmhadenitiden
0 ♂ **Granulomatose, letale, des Kindesalters**

Hypertrichose Retardation Demenz Infektionen Viszeromegalie
1 **Mukopolysaccharidose Typ III**

Hypertrichose HSM Hochwuchs Lipodystrophie Muskelhypertrophie
0 **Lipodystrophie, generalisierte**

Hypertrichose Schnürfurchen Nageldystrophie Palmoplantarkeratose
0 **Mal de Meleda**

Hypertrichose Zahnanomalien
! **Hypertrichosis universalis**

Hypertrichose Zahnfleischverdickung Gesichtshautschwellung
1 **Fibromatose des Zahnfleisches**

Hypertrichose, Nase Papeln, Nase Prurigo, Nase
1 **Granulosis rubra nasi**

Hypodontie Anhidrose Hypotrichose Nageldystrophie
! ♂ **Ektodermale Dysplasie, anhidrotische**

Hypodontie Sattelnase Infantilismus Minderwuchs Adontie LKGS
! **Lippen-Kiefer-Gaumen-Spalte mit Unterlippenfisteln***

Hypogenitalismus Amenorrhoe Oligomenorrhoe Hirsutismus Sterilität
2 ♀ **Stein-Leventhal-Syndrom**

Hypogenitalismus CFD Syndaktylie Oligophrenie Retardation Minderwuchs Ptosis
! **Smith-Lemli-Opitz-Syndrom**

Hypogenitalismus Eunuchoidismus Anfälle Strabismus Oligophrenie
! ♀ **Tetra-X-Frauen**

Hypogenitalismus Polydaktylie Oligophrenie Retardation Adipositas
! **Laurence-Moon-Biedl-Bardet-Syndrom**

Hypogenitalismus Hypogonadismus Eunuchoidismus Amenorrhoe Anosmie
1 **Kallmann-Syndrom**

Hypogenitalismus Fotosensibilität Sehverlust Hörverlust Diabetes mellitus Adipositas
1 **Alström-Syndrom**

Hypoglykämie Exomphalos Makroglossie Makrosomie Splanchnomegalie
! **Wiedemann-Syndrom**

Hypoglykämie Epistaxis Hepatomegalie Muskelhypotonie Infektionen
1 **Glykogenose Typ I**

Hypoglykämie Hypotonie Mißgedeihen Erbrechen Hyperpigmentierung
0 ♂ **Nebenniereninsuffizienz**

Hypoglykämie Immundefekte Infektionen Hypothermie
0 **Adenosin-Desaminase-Mangel**

Hypoglykämie Infektionen Hepatomegalie Muskelhypotonie Minderwuchs Epistaxis
1 **Glykogenose Typ III**

Hypoglykämie Erbrechen Mißgedeihen Krämpfe Fieber Oligophrenie
0 **Fruktose-Intoleranz**

Hypoglykämie Katarakt Ikterus Erbrechen HSM Retardation Mißgedeihen
! **Galaktosämie-Syndrom II**

Hypoglykämie Muskelhypotonie Mißgedeihen Adipositas Oligophrenie Hypogonadismus
! **Prader-Willi-Syndrom**

Hypogonadismus Pubertas praecox Salzverlust Intersex Pseudohermaphroditismus
! **Adrenogenitale Syndrome**

Hypogonadismus Hörverlust Ataxie
1 **Herrmann-Aguilar-Sacks-Syndrom**

Hypogonadismus Ichthyosis Anfälle Oligophrenie Eunuchoidismus
0 **Rud-Syndrom**

Hypogonadismus Amenorrhoe Hochwuchs Adipositas Gynäkomastie
1 **Eunuchoidismus**

Hypogonadismus Eunuchoidismus Gynäkomastie Hochwuchs Oligophrenie
1 ♂ **Klinefelter-Syndrom**

Hypogonadismus Hypertelorismus Retardation Anämie, normozytäre
1 **Diamond-Blackfan-Syndrom**

Hypogonadismus Hypothyreose Infantilismus Mikrodontie Minderwuchs
1 **Panhypopituitarismus**

Hypogonadismus Intelligenzminderung Verhaltensstörungen Hochwuchs
2 ♂ **YY-Syndrom**

Hypogonadismus Sterilität Aspermie Behaarungstyp, weiblich
2 ♂ **XX-Mann**

Hypogonadismus Mikrotie CFD Retardation Oligophrenie Schwerhörigkeit Minderwuchs
! **Mengel-Konigsmark-Berlin-Mc Kusick-Syndrom**

Hypogonadismus Zwergwuchs Vogelkopf Mikrozephalie CFD Oligophrenie
! **Vogelkopf-Zwergwuchs**

Hypogonadismus Eunuchoidismus Amenorrhoe Anosmie Hypogenitalismus
1 **Kallmann-Syndrom**

Hypogonadismus Herzfehler CFD Pterygium colli Minderwuchs Cubitus valgus
! **Noonan-Syndrom**

Hypogonadismus Hypoglykämie Muskelhypotonie Mißgedeihen Adipositas Oligophrenie
! **Prader-Willi-Syndrom**

Hypogonadismus Sterilität CFD Eunuchoidismus Hochwuchs Oligophrenie
! ♂ **XXXY-Männer**

Hypohidrose Nageldysplasie Hörverlust Talgdrüsenhypoplasie Palmoplantarkeratose
1 **Helweg-Larsen-Syndrom**

Hypohidrose Pigmentierungsanomalien Palmoplantarkeratose Zahnverfärbung
1 **Naegeli-Syndrom**

Hypohidrose Xerodermie Arteriitis Schleimhauttrockenheit Achylie
2 **Sjögren-Syndrom**

Hypopigmentierung Retardation Ekzeme Krämpfe Oligophrenie
! **Fölling-Syndrom**

Hypospadie Hypertelorismus Oligophrenie Kryptorchismus LKGS
! ♂ **Hypospadie***

Hypospadie Minderwuchs Retardation Muskelhypotonie CFD Mikrozephalie
! **Deletions-Syndrom des kurzen Armes eines Chromosoms Nr. 4**

Hypotelorismus Krämpfe CFD LKGS Zyklopie Mikrozephalie Retardation
! **Holoprosenzephalie***

Hypothermie Hypoglykämie Immundefekte Infektionen
0 **Adenosin-Desaminase-Mangel**

Hypothermie Infektionen Ataxie Minderwuchs Retardation Trichorrhexis
0 ♂ **Menkes-Syndrom**

Hypothermie Ikterus Xanthelasmen Nävi Dyspepsie Migräne
1 **Gilbert-Lereboullet-Syndrom**

Hypothyreose Addisonismus Candidiasis Gonadendysgenesie Anämie
1 **Endokrinopathie, juvenile, familiäre**

Hypothyreose Infantilismus Mikrodontie Minderwuchs Hypogonadismus
1 **Panhypopituitarismus**

Hypothyreose, leichte
1 ♂ **Thyroxinbindendes Globulin, Varianten**

Hypotonie Mißgedeihen Erbrechen Hyperpigmentierung Hypoglykämie
0 ♂ **Nebenniereninsuffizienz**

Hypotonie Mißgedeihen Erbrechen Hyperpigmentierung Salzverlust
0 **Nebenniereninsuffizienz, angeborene**

Hypotrichose CFD Bulldoggengesicht Zahnanomalien Myopie Hörverlust
! **Marshall-Syndrom**

Hypotrichose Haarlosigkeit Haarausfall
0 **Hypotrichosis congenita**

Hypotrichose Ichthyose Allergien Urticaria Trichorrhexis Pruritus
1 **Netherton-Syndrom**

Hypotrichose Brachydysphalangie, epiphysäre Minderwuchs Nase, birnenförmige
1 **Tricho-Rhino-Phalangie-Syndrom**

Hypotrichose Hyperkeratosen Pachyonychie Zahnanomalien
! **Ektodermale Dysplasie, hidrotische**

Hypotrichose Kamptodaktylie Mikrophthalmie Zahnschmelzdysplasie
! **Okulo-Dento-Digitales Syndrom**

Hypotrichose Nageldystrophie Hypodontie Anhidrose
! ♂ **Ektodermale Dysplasie, anhidrotische**

Hypotrichose Pigmentierungsanomalien Palmoplantarkeratose Pachyonychie
! **Jadassohn-Lewandowsky-Syndrom**

Hypotrichose Zahnschmelzdefekt LKGS Spalthand Spaltfuß
! **Lippen-Kiefer-Gaumenspalte mit Spalthand und -fuß**

Hypotrichose Zungenlappung Frenulahypertrophie Syndaktylie CFD Zahnanomalien
! ♀ **Oro-Fazio-Digitales Syndrom**

Ichthyosis Allergien Urticaria Trichorrhexis Pruritus Hypotrichose
1 **Netherton-Syndrom**

Ichthyosis Muskelatrophie Hemeralopie Hörverlust Parästhesien Paresen
2 **Refsum-Syndrom**

Ichthyosis Anfälle Oligophrenie Eunuchoidismus Hypogonadismus
0 **Rud-Syndrom**

Ichthyosis Basaliome Papeln, Haut
1 **Epidermodysplasia verruciformis**

Ichthyosis Diplegie Muskelatrophie Dysarthrie Sehverlust Oligophrenie
0 **Sjögren-Larsson-Syndrom**

Ichthyosis Erythrodermie Blasen Dyskeratose
0 **Erythrodermia congenitalis ichthyosiformis bullosa (Brocq)**

Idiotie Anfälle Mikrozephalus CFD Ausfallserscheinungen, neurologische, multiple
! **Lissencephalie***

Idiotie Ataxie Demenz Anfälle Sehverlust
2 **Amaurotische Idiotie, familiäre, adulte**

Idiotie Niereninsuffizienz Amaurose Krämpfe Ataxie
0 **Gangliosidose, generalisierte Typ II**

Idiotie Niereninsuffizienz Amaurose Krämpfe Hurler-Symptomatik HSM
0 **Gangliosidose, generalisierte Typ I**

Idiotie Spastizität Sehverlust Myoklonien Enthirnungsstarre
0 **Amaurotische Idiotie, familiäre, frühkindliche**

Idiotie Mikrozephalie Apnoe Zyanose Sehverlust
! **Amaurotische Idiotie, familiäre, kongenitale**

Idiotie Sehverlust Enthirnungsstarre Herzfehler
! **Amaurotische Idiotie, familiäre, kongenitale**

Ikterus
1 **Rotor-Syndrom**

Ikterus Abdominalschmerz, paroxysmaler
1 **Dubin-Johnson-Syndrom**

Ikterus CFD Elliptozytose Ulcus cruris Anämie, hämolytische
1 **Dresbach-Syndrom**

Ikterus Erbrechen HSM Retardation Mißgedeihen Hypoglykämien Katarakt
! **Galaktosämie-Syndrom II**

Ikterus Hämochromatose Anämie, chronische Splenomegalie
0 ♂ **Anämie, hypochrome, sideroachrestische**

Ikterus Minderwuchs Infektionen CFD Extremitätenmißbildungen Anämie, hämolytische
! **Sphärozytose**

Ikterus Oberbauchbeschwerden Bohnenunverträglichkeit Anämie, hämolytische
1 ♂ **Glukose-6-Phosphat-Dehydrogenasemangel**

Ikterus Osteoporose HSM Lebercirrhose Minderwuchs
0 **Glykogenose Typ IV**

Ikterus Pruritus Rachitis Mißgedeihen Malabsorption Hypertonie
1 **Gallengang-Aplasie, intrahepatische**

Ikterus Rh-Rezeptoren, Fehlen Anämie, hämolytische
1 **Rh-null-Krankheit**

Ikterus Xanthelasmen Nävi Dyspepsie Migräne Hypothermie
1 **Gilbert-Lereboullet-Syndrom**

Ikterus Katarakt Anfälle
0 **Galaktosämie-Syndrom I**

Ikterus Lebercirrhose Tremor Kontrakturen Cornealring
1 **Wilson-Syndrom**

Ikterus, persistierender Kernikterus Zahnschmelzhypoplasie
0 **Crigler-Najjar-Syndrom**

Ileus Meläna Pigmentierungsanomalien Polypose, Nase, gastrointestinale
1 **Polyposis intestinalis II**

Ileus, Säugling Recto-Vaginal-Fistel
! **Anus imperforatus**

Immundefekte Infektionen Malabsorption Isoantikörpermangel
0 **Dysgammaglobulinämie**

Immundefekte Infektionen Hypothermie Hypoglykämie
0 **Adenosin-Desaminase-Mangel**

Infantilismus Eunuchoidismus Osteoporose Amenorrhoe, primäre
! „♀“ **Gonadendysgenesie, reine**

Infantilismus Mikrodontie Minderwuchs Hypogonadismus Hypothyreose
1 **Panhypopituitarismus**

Infantilismus Minderwuchs Adontie LKGS Hypodontie Sattelnase
! **Lippen-Kiefer-Gaumen-Spalte mit Unterlippenfisteln***

Infektionen Thrombopenie Petechien Meläna Epistaxis Ekzem, atopisches
1 ♂ **Wiscott-Aldrich-Syndrom**

Infektionen Dyspnoe Zyanose Hypertonie, pulmonale Trommelschlegelfinger
1 **Lungenfibrose, familiäre, diffuse**

Infektionen Polyposis nasi Situs inversus Bronchiektasien Dextrokardie
! **Kartagener-Syndrom**

Infektionen Anämie, hypochrome Hämosiderose
1 **Atransferrinämie**

Infektionen Knochenbrüchigkeit Fontanelle, weite Skleren, blaue
! † **Osteogenesis imperfecta congenita**

Infektionen Retardation Wasserspeiergesicht Platyspondylie
1 **Aspartylglukosaminurie**

Infektionen Anämie, hypochrome Minderwuchs Retardation
0 **Orotazidurie**

Infektionen Candidiasis CFD Mißgedeihen Diarrhoe Tetanie
! **Di George-Syndrom**

Infektionen CFD Extremitätenmißbildungen Anämie, hämolytische Ikterus Minderwuchs
! **Sphärozytose**

Infektionen Dyspnoe Lymphadenitiden Hypertonie, pulmonale HSM
0 ♂ **Granulomatose, letale, des Kindesalters**

Infektionen Dyspnoe Mißbildungen, kardiovaskuläre, intestinale Mißgedeihen Zyanose
! **Ivemark-Syndrom**

Infektionen Dystrophie Dermatitis, seborrhoische Diarrhoe
0 **Leiner-Syndrom**

Infektionen Gingivitiden Fieberschübe, zyklische
1 **Neutropenie, zyklische**

Infektionen Hüftdysplasie Minderwuchs Steatorrhoe Mißgedeihen
0 **Shwachman-Syndrom, Burke-Syndrom**

Infektionen Hyperhidrose HSM Tränenhyposekretion Albinismus, partieller
0 **Chediak-Higashi-Syndrom**

Infektionen Hypothermie Hypoglykämie Immundefekte
0 **Adenosin-Desaminase-Mangel**

Infektionen Körpergeruch, Isovaleriansäure Retardation Erbrechen Coma
0 **Isovalerianazidämie**

Infektionen Kräfteverfall Frakturen Schleimhautblutungen Anämie
2 **Plasmozytom**

Infektionen Malabsorption Isoantikörpermangel Immundefekte
0 **Dysgammaglobulinämie**

Infektionen Minderwuchs Mißgedeihen Ödeme Niereninsuffizienz
0 **Nephrotisches Syndrom, familiäres**

Infektionen Mißgedeihen Windelfärbung, blaue Nephritis Fieber
0 **Blue-Diaper-Syndrom**

Infektionen Neutropenie Minderwuchs Steatorrhoe Diarrhoe Mißgedeihen
0 **Shwachman-Syndrom**

Infektionen Nierenfunktionsstörungen Retardation Krämpfe Hörverlust
0 **Hyperprolinämie**

Infektionen Retardation Choreoathetose Ataxie Dysarthrie Teleangiektasien
0 **Louis-Bar-Syndrom**

Infektionen Staphylococcenanfälligkeit Dermatitis Abszesse, rezidivierende
0 **Hiob-Syndrom**

Infektionen Thrombopenie Petechien Meläna Epistaxis Ekzem, atopisches
1 ♂ **Wiskott-Aldrich-Syndrom**

Infektionen Tremor Sehverlust Paresen Ataxien Hörverlust Anfälle
1 **Enzephalopathie, nekrotisierende**

Infektionen Viszeromegalie Hypertrichose Retardation Demenz
1 **Mukopolysaccharidose Typ III**

Infektionen Extremitätendysplasie Kontrakturen Katarakt Dyspnoe
! **Conradi-Hünermann-Syndrom**

Infektionen Hypoglykämie Epistaxis Hepatomegalie Muskelhypotonie
1 **Glykogenose Typ I**

Infektionen Polyneuropathie Paresen Nephropathie, chronische
3 **Amyloidosen**

Infektionen, eitrige Abszesse Fieber Furunkel
0 **Agranulozytose, infantile, erbliche**

Infektionen, rezidivierende, Luftwege, Ohren, Haut
1 **Hypogammaglobulinämie**

Infektionen, rezidivierende Gingivitiden Periodontopathien
Neutropenie, chronische, familiäre, gutartige

Infektionen, schwere, rezidivierende Lymphknotenaplasie Candidiasis
! **Agammaglobulinämie Typ Schweiz**

Infektionen, schwere, rezidivierende Septikämie Lymphknotenaplasie
0 ♂ **Agammaglobulinämie Typ Bruton**

Infektionen Ataxie Minderwuchs Retardation Trichorrhexis Hypothermie
0 ♂ **Menkes-Syndrom**

Infektionen Thoraxdysplasie Dyspnoe Zyanose Nierendysplasie Zwergwuchs
! **Jeune-Syndrom**

Infektionen Hepatomegalie Muskelhypotonie Minderwuchs Epistaxis Hypoglykämie
1 **Glykogenose Typ III**

Infiltrate Tumoren, multiple, schwammige Exantheme, juckende
3 **Mycosis fungoides**

Intelligenzminderung Verhaltensstörungen Hochwuchs Hypogonadismus
2 ♂ **YY-Syndrom**

Intersexualität Genitale, intersexuelles Gonaden, ambisexuelle
! **Hermaphroditismus, echter**

Intersexualität Sterilität Genitale, intersexuelles Kryptorchismus
! **Pseudohermaphroditismus masculinus**

Intersexualität Pseudohermaphroditismus Hypogonadismus Pubertas praecox Salzverlust
! **Adrenogenitale Syndrome**

Isoantikörpermangel Immundefekt Infektionen Malabsorption
0 **Dysgammaglobulinämie**

Kachexie Oligophrenie Hörverlust Sehverlust HSM Pigmentierung, gelbe
0 1 2 **Niemann-Pick-Syndrom**

Kachexie Vergreisung Gerodermie Arteriosklerose Zwergwuchs Alopezie
0 **Hutchinson-Gilford-Syndrom**

Kamptodaktylie Mikrophthalmie Zahnschmelzdysplasie Hypotrichose
! **Okulo-Dento-Digitales Syndrom**

Kamptodaktylie Minderwuchs Wirbelanomalien Arthrosen
! **Dyggve-Syndrom**

Kamptodaktylie Muskelhypoplasie Skelettdysplasie, multiple
0 **Kamptodaktylie***

Kamptodaktylie Skoliose Spitzfuß Mikrostomie Hypertelorismus
! **Freeman-Sheldon-Syndrom**

Kamptodaktylie Spinnenfingrigkeit Kardiomyopathie
1 **Kardiomyopathie***

Kamptodaktylie Syndaktylie Vagina septa Urininkontinenz Polydaktylie
! **Kamptodaktylie***

Kamptodaktylie Beugekontrakturen, Finger
3 **Dupuytren-Syndrom**

Kardiomegalie Anfälle Mißgedeihen Dyspnoe Zyanose Muskelhypotonie
0 **Glykogenosis Typ II**

Kardiomegalie Dyspnoe Linksherzhypertrophie Ödeme
0 **Endokardfibroelastose**

Kardiomyopathie Kamptodaktylie Spinnenfingrigkeit
1 **Kardiomyopathie***

Kardiomyopathie Oligophrenie CFD Stimme, hohe Zwergwuchs Muskelhypotonie
! **Mulibrey-Zwergwuchs**

Katarakt Anfälle Ikterus
0 **Galaktosämie-Syndrom I**

Katarakt CFD Zwergwuchs Mikrogenie Vogelgesicht Mikrophthalmie
! **Hallermann-Streiff-Syndrom**

Katarakt Dyspnoe Infektionen Extremitätendysplasie Kontrakturen
! **Conradi-Hünermann-Syndrom**

Katarakt Glaukom Skotome Myopie Gaumenspalte Sehverlust
1 **Hyaloideo-retinale Degeneration***

Katarakt Hemeralopie Sehverlust Gesichtsfeldeinengung
1 **Hyaloideo-tapetoretinale Degeneration**

Katarakt Ikterus Erbrechen HSM Retardation Mißgedeihen Hypoglykämie
! **Galaktosämie-Syndrom II**

Katarakt Mikrokornea Mikrophthalmus Sehverlust
! **Katarakt***

Katarakt Mikrophthalmie Mikrokornea
! **Mikrophthalmie**

Katarakt Minderwuchs Muskelhypotonie Oligophrenie Retardation Kryptorchismus
! ♂ **Lowe-Syndrom**

Katarakt Minderwuchs Oligophrenie Kyphoskoliose Ataxie
! **Marinescu-Sjögren-Syndrom**

Katarakt Myotonien Dysarthrie Muskelatrophie, absteigende Ptosis
2 **Dystrophia myotonica**

Katarakt Retinoschisis Glaukom Sehverlust Skotome Myopie
1 **Hyaloideo-retinale Degeneration**

Katarakt Sehverlust Oligophrenie Mikrophthalmie Nystagmus Strabismus
! **Katarakt***

Katarakt Zahnanomalien Daumendysplasie Arteriosklerose Hautmarmorierung
1 **Rothmund-Thomson-Syndrom**

Katarakt Zahnschmelzhypoplasie Tetanie Brachymetacarpie-4 Minderwuchs
1 **Osteodystrophia hereditaria Albright**

Katarakt Hemeralopie Sehverlust Gesichtsfeldeinengung
1 **Retinitis pigmentosa**

Keratokonus Strabismus Blindheit Nystagmus Pupillotonie
0 **Amaurosis congenita, Typ Leber I und II**

Keratokonus Otosklerose Spondylolisthesis Skleren, blaue Cutis laxa
0 **Faltenhaut-Syndrom**

Keratopachydermie Schnürfurchen, Finger Schwerhörigkeit
1 **Nockemann-Syndrom**

Keratosen Palmoplantarkeratose Fotophobie Hauterscheinungen, herpetiforme
1 **Keratosis palmoplantaris circumscripta**

Keratosen Schleimhautveränderungen Anfälle Zahnanomalien Retardation Heiserkeit
0 **Lipoidproteinose**

Keratosen, Neger Spontanamputation, Kleinzehe
1 **Ainhum-Syndrom**

Keratosis follicularis Spindelhaare Nageldystrophie Zahnanomalien
1 **Monilethrix**

Kernikterus Zahnschmelzhypoplasie Ikterus, persistierender
0 **Crigler-Najjar-Syndrom**

Kiefergelenk, Bewegungseinschränkung Zahnanomalien Kieferschwellung, schmerzhafte
1 **Kieferdysplasie, fibroostotische**

Kieferknochenauftreibung Zahnstellungsanomalien
1 **Cherubismus**

Kieferschwellung, schmerzhafte Kiefergelenk, Bewegungseinschränkung
1 **Kieferdysplasie, fibroostotische**

Kieferzysten Rippenanomalien Palmoplantarkeratose Basalzellepitheliome
2 **Basalzellnaevus-Syndrom**

Klumpfuß Ankylosen Muskelhypoplasie Bewegungseinschränkung Kontrakturen
! **Arthrogryposis multiplex congenita**

Klumpfuß Gelenkdysplasien Extremitätenmißbildungen, multiple Zwergwuchs
! **Nievergelt-Syndrom**

Klumpfuß Sehverlust Dysarthrie Anfälle Demenz Choreoathetose
! **Hallervorden-Spatz-Syndrom**

Klumpfuß Skoliose Gaumenspalte Kontrakturen Zwergwuchs Mikromelie
! **Zwergwuchs, diastrophischer**

Klumphand Thrombopenie Diathesen, hämorrhagische Radiusaplasie
! **Thrombopenie-Syndrom, kongenitales**

Klumphand Ventrikelseptumdefekt Radiusdysplasien Daumenanomalien
! **Radius-Defekte***

Kniepterygium Ankyloblepharon Syndaktylie Genitaldysplasie LKGS
! **Lippen-Kiefer-Gaumen-Spalte mit Unterlippenfisteln***

Knochenatrophie Knochenzysten Muskelhypotonie Knochenschmerz
1 **Hyperparathyreoidismus**

Knochenbrüchigkeit Fontanelle, weite Skleren, blaue Infektionen
! † **Osteogenesis imperfecta congenita**

Knochenbrüchigkeit Sehverlust Osteomyelitis Osteosklerose
1 **Albers-Schönberg-Syndrom**

Knochenbrüchigkeit Frakturen, multiple Arthrochalasis Skleren, blaue
0 **Osteogenesis imperfecta tarda**

Knochenbrüchigkeit HSM Makrozephalie Hörverlust Osteosklerose Sehverlust
! **Albers-Schönberg-Syndrom**

Knochenbrüchigkeit Osteofibrose Pigmentierungsanomalien Pubertas praecox
1 **Albright-Syndrom**

Knochenbrüchigkeit Kyphose Knochenschmerz Osteopoikilose Fibrome
1 **Buschke-Ollendorf-Syndrom**

Knochendeformationen Knochentumoren Minderwuchs
1 **Exostosen, multiple cartilaginäre**

Knochendestruktion Lymphknotenschwellung Purpura Fieber HSM Dyspnoe
1 **Abt-Letterer-Siwe-Syndrom**

Knochendysplasien Gangstörungen Bewegungseinschränkungen Chondrome
0 **Knochenchondromatose**

Knochendysplasien Chondrome Gangstörungen
! **Knochenchondromatose**

Knochenschmerz Knochenzysten Knochenatrophie Muskelhypotonie
2 **Hyperparathyreoidismus**

Knochenschmerz Osteopoikilose Fibrome Knochenbrüchigkeit Kyphose
1 **Buschke-Ollendorf-Syndrom**

Knochentumoren Minderwuchs Knochendeformationen
1 **Exostosen, multiple cartilaginäre**

Koliken, rezidivierende Pankreasinsuffizienz
1 **Pankreatitis, erbliche**

Koliken Erbrechen Blasen, lichtinduzierte, pharmakogenetische Hautläsionen
2 **Porphyria variegata**

Koliken Erbrechen Paresen Reizbarkeit Unruhe Parästhesien
3 **Porphyria acuta intermittens**

Koliken Fieber Xanthome HSM Pankreatitis Erbrechen Lipämie
2 **Hyperlipoproteinämie Typ I**

Koliken Xanthome HSM Diabetes mellitus Adipositas Arteriosklerose
3 **Hyperlipoproteinämie Typ V**

Kollodiumbaby Hyperkeratosen Erythrodermie Palmoplantarkeratose
! **Ichthyosis congenita**

Kolobom Mikrophthalmie Taubheit Hexadaktylie Retardation LKGS
! **Pätau-Syndrom**

Kolobom Wirbelanomalien Mikrophthalmie, unilateral Kyphoskoliose
! **Okulo-Aurikulo-Vertebrale Dysplasie**

Kolobom, Iris Mikrophthalmie Analatresie
! **Katzenaugen-Syndrom**

Kolobom, Linse, Makula Linsendislokation
! **Kolobom der Makula, Chorioidea und Retina**

Kolobom, Makula Brachydaktylie Skelettdysplasien, multiple
! **Kolobom der Makula, Chorioidea und Retina***

Kolobom, Unterlid Gehörgangsatresie Makrostomie CFD Taubheit
! **Franceschetti-Syndrom**

Konjunktivitis Fieber Schleimhautentzündung Exantheme Urethritis
2 **Reiter-Syndrom**

Konjunktivitis, chronische Augen, rote Dyskeratose, Mundschleimhaut
1 **Dyskeratosis intraepithelialis hereditaria**

Konstipation Abdomen, aufgetriebenes Dolichocolon Mißgedeihen
! **Hirschsprung-Krankheit**

Konstipation Koliken Erbrechen Paresen Reizbarkeit Unruhen Parästhesien
3 **Porphyria acuta intermittens**

Kontrakturen Zwergwuchs Mikromelie Klumpfüße Skoliose Gaumenspalte
! **Zwergwuchs, diastrophischer**

Kontrakturen HSM Hornhautdystrophie Prognathie Hörverlust Hernien
0 **Mukopolysaccharidose Typ V**

Kontrakturen Cornealring, Lebercirrhose Tremor Ikterus
1 **Wilson-Syndrom**

Kontrakturen Muskelschwäche, distale Gehbeschwerden Muskelzuckungen
1 **Muskelatrophie, juvenile, spinale**

Kontrakturen Gehbeschwerden Muskelschwäche, progrediente Muskelpseudohypertrophie
1 ♂ **Muskeldystrophie, infantile, progressive, Typ Duchenne**

Kontrakturen Hohlfuß Reflexanomalien Gehbeschwerden Spastizität
1 **Spinalparalysen, spastische**

Kontrakturen Hornhautdystrophie HSM Kyphose Hernien Minderwuchs Hörverlust
1 **Mukopolysaccharidose Typ VI**

Kontrakturen Katarakt Dyspnoe Infektionen Extremitätendysplasie
! **Conradi-Hünermann-Syndrom**

Kontrakturen Klumpfuß Ankylosen Muskelhypoplasie Bewegungseinschränkung
! **Arthrogryposis multiplex congenita**

Kontrakturen Kyphoskoliose Osteogenesis imperfecta Spinnenfingrigkeit
! **Beals-Hecht-Syndrom**

Kontrakturen Myotonie, induzierte Muskelhypertrophie, diffuse
1 **Myotonia congenita**

Kopfschmerz Hypertonie, paroxysmale Tachykardie
3 **Phäochromozytom**

Kopfschmerz Erbrechen Mißgedeihen Polyurie Adynamie Ödeme
0 **Bartter-Syndrom**

Kopfschmerz Urticaria Pruritus Hyperpigmentierung Hämorrhagien
1 2 **Urticaria pigmentosa**

Kopfschmerz Urticaria, kälteinduzierte Fieber Gelenkeschwellungen
0 **Kälte-Urticaria**

Kopfschmerz Sehverlust Erbrechen
3 **Glaukom, primäres adultes**

Kopfschmerz Zysten, Pankreas Hämangioblastome Retinaangiome
! **v. Hippel-Lindau-Syndrom**

Körpergeruch, Isovaleriansäure Retardation Erbrechen Coma Infektionen
0 **Isovalerianazidämie**

Kräfteverfall Frakturen Schleimhautblutungen Anämie Infektionen
2 **Plasmozytom**

Krämpfe Muskelhypotonie Muskelermüdbarkeit Muskelschmerz
1 **Glykogenose Typ VII**

Krämpfe Athetose Skoliose Lordose Zwangsbewegungen Muskeldystonie
1 **Torsions-Dystonie**

Krämpfe Ausfallserscheinungen, neurologische Retardation Ataxie
0 **Corpus-callosum-Agenesie**

Krämpfe CFD LKGS Zyklopie Mikrozephalie Retardation Hypotelorismus
0 **Holoprosenzephalie***

Krämpfe Erbrechen Anämie Oligophrenie Retardation Muskelschwäche
0 **Hyperlysinämie**

Krämpfe Fieber Oligophrenie Hypoglykämien Erbrechen Mißgedeihen
0 **Fruktose-Intoleranz**

Krämpfe Hörverlust Infektionen Nierenfunktionsstörungen Retardation
0 **Hyperprolinämie**

Krämpfe Hurler-Symptomatik HSM Idiotie Niereninsuffizienz Amaurose
0 **Gangliosidose, generalisierte Typ I**

Krämpfe Hyperakusis Somnolenz Sehverlust Demenz
1 **Amaurotische Idiotie, familiäre, spätinfantile**

Krämpfe Oligophrenie Erbrechen Mikrozephalie Mißgedeihen Lethargie
0 **Hyperglyzinämie**

Krämpfe Oligophrenie Hypopigmentierung Retardation Ekzem
0 **Fölling-Syndrom**

Krämpfe Oligophrenie Trichorrhexis Hepatomegalie Ataxie
0 **Argininbernsteinsäure-Syndrom**

Krämpfe Sehverlust Enthirnungsstarre Retardation Hörverlust Spastizität
0 **Krabbe-Syndrom**

Krämpfe Trigonozephalie Mikrozephalie Hypotelorismus Retardation
! **Holoprosenzephalie***

Krämpfe Urämie Nierenfunktionsstörungen Rachitis
! **Hypophosphatasie**

Krämpfe Idiotie Niereninsuffizienz Amaurose Ataxie
! **Gangliosidose, generalisierte Typ II**

Krämpfe Muskelschmerz Muskelschwäche Herzversagen
1 **Glykogenose Typ V**

Kraushaar Zahnanomalien Alopezie
0 **Wollhaare***

Kretinismus Struma Retardation Oligophrenie, Myxödem
1 **Hypothyreose**

Kryptophthalmus LKGS CFD Meningozele Zystennieren Polydaktylie
! † **Meckel-Syndrom**

Kryptorchismus LKGS Hypospadie Hypertelorismus Oligophrenie
! ♂ **Hypospadie***

Kryptorchismus Intersexualität Sterilität Genitale, intersexuelles
! **Pseudohermaphroditismus masculinus**

Kryptorchismus Katarakt Minderwuchs Muskelhypotonie Oligophrenie
! ♂ **Lowe-Syndrom**

Kurzhals Arthrosen Hurler-Symptomatik Minderwuchs Skoliose
1 **Mukolipidose I**

Kurzhals Mikromelie Zwergwuchs CFD Verknöcherungsstörungen, Achsenskelett
! † **Achondrogenesis**

Kurzhals Stimme, hohe Myopie Myotonie Gehbeschwerden Minderwuchs CFD
! **Schwartz-Jampel-Syndrom**

Kurzhals Thoraxdysplasie Bewegungseinschränkung Wirbeldysplasien
! **Klippel-Feil-Syndrom**

Kyphose Bulldoggengesicht Glockenthorax Zwergwuchs CFD Mikromelie
! **Parrot-Syndrom**

Kyphose Hernien Minderwuchs Hörverlust Kontrakturen Hornhautdystrophie
1 **Mukopolysaccharidose Typ VI**

Kyphose Hornhautdystrophie HSM Hörverlust Minderwuchs Wasserspeiergesicht
0 **Mukopolysaccharidose Typ I**

Kyphose Knochenschmerz Osteopoikilose Fibrome Knochenbrüchigkeit
1 **Buschke-Ollendorf-Syndrom**

Kyphose, Brustwirbelsäule Wirbelsäulenversteifung Neuralgien
3 **Spondylitis ankylopoetica**

Kyphose Minderwuchs Platyspondylie Bewegungseinschränkungen
1 ♂ **Dysplasia spondylo-epiphysaria tarda**

Kyphoskoliose Ataxie Katarakt Minderwuchs Oligophrenie
! **Marinescu-Sjögren-Syndrom**

Kyphoskoliose Ophthalmoplegie Ataxie Hohlfuß Demenz
1 **Spino-cerebellare Ataxie mit Ophthalmoplegie**

Kyphoskoliose Bewegungseinschränkung, Hüftgelenk Minderwuchs Coxa vara
1 **Spondylo-metaphysäre Dysplasie (Kozlowski)**

Kyphoskoliose Demenz Ataxie Nystagmus Hohlfuß Reflexanomalien
1 **Friedreich-Syndrom**

Kyphoskoliose Kolobome Wirbelanomalien Mikrophthalmie, unilaterale
! **Okulo-Auriculo-Vertebrale Dysplasie**

Kyphoskoliose Metatropie Platyspondylie Analhautfalte Zwergwuchs
! **Zwergwuchs, metatropischer**

Kyphoskoliose Osteogenesis imperfecta Spinnenfingrigkeit Kontrakturen
! **Beals-Hecht-Syndrom**

Kyphoskoliose Zahnanomalien Wirbelanomalien Zwergwuchs Hornhautdystrophie
1 **Mukopolysaccharidose Typ IV**

Lagophthalmus Platyonychie Distichiasis Mikroblepharie
! **Distichiasis*, Tost-Syndrom**

Lebercirrhose Tremor Cornealring, Kontrakturen Ikterus
1 **Wilson-Syndrom**

Lebercirrhose Minderwuchs Ikterus Osteoporose HSM
0 **Glykogenose Typ IV**

Lebercirrhose Bronchitis, chronische Asthma Lungenemphysem
3 **Alpha-Antitrypsin-Mangel**

Leberfibrose Urin, roter Blasen, lichtinduzierte Hyperpigmentierung
4 **Porphyria cutanea tarda**

Leberinsuffizienz Mißgedeihen Rachitis Nierenfunktionsstörungen
0 **Tyrosinämie**

Leistenhernien Amenorrhoe Sekundärbehaarung, rarifizierte Genitalhypoplasie
! „♀“ **Testikuläre Feminisierung**

Leistungsabfall Abdominalschmerz Diarrhoe Anämie
Colitis ulcerosa

Lentigines Hypertelorismus Augenbewegungsstörungen Hörverlust
! **Lentigines***

Lentigines Hypertelorismus Genitalmißbildung Minderwuchs Hörverlust Herzfehler
! **Lentigines***

Lentiginosis, zentrofaziale Hypertelorismus Taubheit Herzfehler
! **Lentigines***

Lethargie Ataxie Anfälle Erbrechen Retardation Oligophrenie
0 **Hyperammonämie-Syndrom**

Lethargie Dyspnoe Azidose Retardation Erbrechen Mißgedeihen
0 **Methylmalonazidurie**

Lethargie Krämpfe Oligophrenie Erbrechen Mikrozephalie Mißgedeihen
0 **Hyperglyzinämie**

Lethargie Retardation Dyspnoe Erbrechen Exsiccose Mißgedeihen
0 **Methylmalonazidurie**

Leukom Hautfurchung, Kopf Akromegalie
1 **Cutis verticis gyrata***

Leukonychie Taubheit Fingerknöchelpolster
0 **Schwann-Syndrom**

Leukonychie Taubheit Fingerknöchelpolster
0 **Fingerknöchelpolster***

Leukozyten-Hypersegmentierung
0 **Undritz-Anomalie der Leukozyten**

Lidschwellung, Blepharochalasis Oberlippenödem, rezidivierendes Struma
1 **Ascher-Syndrom**

Lidspalte, mongoloide Oligophrenie Brachyzephalie Makroglossie
! **Down-Syndrom**

Lingua plicata Gesichtsschwellung Fazialisparese Oberlippenschwellung
2 **Melkersson-Rosenthal-Syndrom**

Linksherzhypertrophie Herztod Angina pectoris Herzschwäche
1 **Kardiomyopathie**

Linksherzhypertrophie Ödeme Kardiomegalie Dyspnoe
0 **Endokardfibroelastose**

Linsendislokation Kolobom, Linse, Makula
! **Kolobom der Makula, Chorioidea und Retina**

Linsenektopie Myopie Sphärophakie
! **Weill-Marchesani-Syndrom**

Linsenektopie Anfälle Retardation Thrombosen Oligophrenie Hochwuchs
0 **Homozystinurie**

Linsenektopie Myopie Mikrophthalmie
! **Mikrophthalmie**

Linsenektopie Gefäßschäden Hochwuchs Spinnenfingrigkeit Myopie
1 **Marfan-Syndrom**

Lipämie Koliken Fieber Xanthome HSM Pankreatitis Erbrechen
2 **Hyperlipoproteinämie Typ I**

Lipidzysten, Haut
1 **Steatocytoma multiplex**

Lipodystrophie Muskelhypertrophie Hypertrichose HSM Hochwuchs
0 **Lipodystrophie, generalisierte**

Lipome Adenomatose Hyperinsulinismus Hyperparathyroidismus
2 **Polyadenomatose, endokrine, hereditäre**

Lipome Osteome Meläna Fibrome Odontome Polypose, Colon Atherome
3 **Polyposis intestinalis III**

LKGS CFD Meningozele Zystennieren Polydaktylie Kryptophthalmus
! † **Meckel-Syndrom**

LKGS Hypodontie Sattelnase Infantilismus Minderwuchs Adontie
! **Lippen-Kiefer-Gaumen-Spalte mit Unterlippenfisteln***

LKGS Hypospadie Hypertelorismus Oligophrenie Kryptorchismus
! ♂ **Hypospadie***

LKGS Kniepterygium Ankyloblepharon Syndaktylie Genitaldysplasie
! **Lippen-Kiefer-Gaumen-Spalte mit Unterlippenfisteln***

LKGS Kolobom Mikrophthalmie Taubheit Hexadaktylie Retardation
! **Pätau-Syndrom**

LKGS Lungenhypoplasie Zwergwuchs Brachymelie Polydaktylie Thoraxdystrophie
! † **Thoraxdystrophie-Polydaktylie-Syndrom**

LKGS Spalthand Spaltfuß Hypotrichose Zahnschmelzdefekt
! **Lippen-Kiefer-Gaumen-Spalte mit Spalthand und -fuß**

LKGS Syndaktylie
! **Lippen-Kiefer-Gaumen-Spalte mit Syndaktylie**

LKGS Unterlippenfisteln
! **Lippen-Kiefer-Gaumen-Spalte mit Unterlippenfisteln**

LKGS Zyklopie Mikrozephalie Retardation Hypotelorismus Krämpfe CFD
! **Holoprosenzephalie***

Lordose Zwangsbewegungen Muskeldystonie Krämpfe Athetose Skoliose
1 **Torsions-Dystonie**

Lordose Ganganomalien Platyspondylie Skoliose Zwergwuchs
1 **Dysplasia spondylo-epiphysaria, pseudoachondroplastische**

Lordose Gehbeschwerden Muskelpseudohypertrophie, Waden Muskelschwäche proximale
3 ♂ **Muskeldystrophie, gurartige, Typ Becker**

Lordose Skoliose Sehverlust Muskelschwäche Hyperostosen, diaphysäre
1 **Engelmann-Syndrom**

Lordose Wirbelanomalien Minderwuchs Madelungsche Deformität Mikromelie, distale
1 **Leri-Weill-Syndrom**

Lordose Arthrochalasis Brachydaktylie Zwergwuchs
! **Hypochondroplasie**

Lungenhypoplasie CFD Wirbelmißbildungen Nierena-, Dysgenesie
! † **Dysplasia renofacialis**

Lungenhypoplasie Zwergwuchs Brachymelie Polydaktylie Thoraxdystrophie LKGS
! † **Thoraxdystrophie-Polydaktylie-Syndrom**

Lungeninsuffizienz Dyspnoe Zyanose
0 **Wilson-Mikity-Syndrom**

Lungeninsuffizienz Cutis laxa
0 **Cutis laxa**

Lungeninsuffizienz Dyspnoe Zyanose Trommelschlegelfinger Cor pulmonale
3 **Lungenfibrose, familiäre polyzystische**

Lungenödem Dyspnoe
1 **Bluthochdruck, pulmonaler**

Lupus pernio Granulome, multiple Lymphdrüsenschwellung Hautsarkoidose
2 **Morbus Boeck**

Luxationen CFD Brachytelephalangie Patellaluxation Subluxationen
! **Larsen-Syndrom**

Luxationen Hautläsionen Cutis laxa Hämatome Arthrochalasis
! **Ehlers-Danlos-Syndrom**

Luxationen Zwerchfellhernien Dislokationen Arthrochalasis
! **Gelenkeschlaffheit***

Lymphadenitiden Hypertonie, pulmonale HSM Infektionen Dyspnoe
0 ♂ **Granulomatose, letale, des Kindealters**

Lymphangitiden Minderwuchs Retardation Ödeme, Unterschenkel
0 **Lymphödem, erbliches**

Lymphknotenaplasie Candidiasis Infektionen, schwere, rezidivierende
! **Agammaglobulinämie, Typ Schweiz**

Lymphknotenaplasie Infektionen, schwere, rezidivierende Septikämie
0 ♂ **Agammaglobulinämie, Typ Bruton**

Lymphknotenschwellung Hautsarkoidose Lupus pernio Granulome, multiple
2 **Morbus Boeck**

Lymphknotenschwellung HSM Embolien Retinopathie Anämie, hämolytische
1 **Sichelzell-Anämie**

Lymphknotenschwellung Purpura Fieber HSM Dyspnoe Knochendestruktion
1 **Abt-Letterer-Siwe-Syndrom**

Lymphödeme Distichiasis
! **Distichiasis***

Madelungsche Deformität Mikromelie, distale Lordose Wirbelanomalien Minderwuchs
1 **Leri-Weill-Syndrom**

Makroglossie Lidspalte, mongoloide Oligophrenie Brachyzephalie
! **Down-Syndrom**

Makroglossie Makrosomie Splanchnomegalie Hypoglykämie Exomphalos
! **Wiedemann-Syndrom**

Makrophakie Sehverlust Zahnanomalien Retinadegeneration Mikrophthalmie
! **Mikrophthalmie***

Makrosomie Splanchnomegalie Hypoglykämie Exomphalos Makroglossie
! **Wiedemann-Syndrom**

Makrostomie CFD Taubheit Kolobom, Unterlid Gehörgangsastresie
! **Franceschetti-Syndrom**

Makrozephalie Geburtsgewicht, hohes Akzeleration Akromegalie
0 **Cerebraler Gigantismus**

Makrozephalie Sehverlust Hörverlust Anfälle Hyperkinesen Retardation
0 **Spongiöse Degeneration des Zentralnervensystems**

Makrozephalie Skrotumanomalie Minderwuchs CFD Arthrochalasis
! **Aarskog-Syndrom**

Makrozephalie Hörverlust Osteosklerose Sehverlust Knochenbrüchigkeit
! **Albers-Schönberg-Syndrom**

Makuladegeneration Sehverlust
2 ♂ **Retinoschisis, erbliche**

Malabsorption Mißgedeihen Diarrhoe Ödeme Anämie Rachitis
0 **Zöliakie**

Malabsorption Hypertonie Ikterus Pruritus Rachitis Mißgedeihen
1 **Gallengang-Aplasie, intrahepatische**

Malabsorption Isoantikörpermangel Immundefekte Infektionen
0 **Dysgammaglobulinämie**

Malabsorption Nageldystrophie Pigmentierungsanomalien Polyposis
1 **Cronkhite-Canada-Syndrom**

Malabsorption Ödeme Anämie Dyspepsie Mißgedeihen
0 **Trypsinogenmangel-Syndrom**

Malabsorption Ödeme Emphysem Mekoniumileus Bronchitis Mißgedeihen
0 **Mukoviszidose**

Mandibula-Hypoplasie Gelenkdysplasie Extremitätenmißbildungen, multiple Zwergwuchs
! **Nievergelt-Syndrom**

Marasmus Anfälle Demenz
1 **Myoklonusepilepsie, progressive**

Mekoniumileus Bronchitis Mißgedeihen Malabsorption Ödeme Emphysem
0 **Mukoviszidose**

Meläna Diathesen, hämorrhagische Epistaxis Schleimhautblutungen
! **Afibrinogenämie**

Meläna Epistaxis Ekzem, atopisches Infektionen Thrombopenie Petechien
1 ♂ **Wiskott-Aldrich-Syndrom**

Meläna Fibrome Odontome Polypose, Colon Atherome Lipome Osteome
3 **Polyposis intestinalis III**

Meläna Pigmentierungsanomalien Polypose, Nase, gastrointestinale Ileus
1 **Polyposis intestinalis II**

Meläna Polypose, Colon Adenocarcinome
2 **Polyposis intestinalis I**

Meningozele Holoprosenzephalie CFD Mikrophthalmie
! † **Triploidie***

Meningozele Zystennieren Polydaktylie Kryptophthalmie LKGS CFD
! † **Meckel-Syndrom**

Menorrhagien Hämarthrosen Hämorrhagien, posttraumatische Epistaxis
1 **Hypoprothrombinämie**

Menorrhagien Hämorrhagien, posttraumatische Epistaxis Hämarthrosen
1 **Faktor-X-Mangel**

Menorrhagien Nabelschnurblutungen Hämorrhagien Hämarthrosen
0 **Faktor-VII-Mangel**

Menorrhagien Purpura Diathese, hämorrhagische Epistaxis Schleimhautblutungen
1 ♀ **Purpura simplex**

Menorrhagien Splenomegalie Diathese, hämorrhagische Petechien Epistaxis
1 **Purpura, idiopathische**

Menorrhagien Teleangiektasien Hämatome Hämorrhagien Epistaxis
1 **v. Willebrand-Jürgens-Syndrom**

Menorrhagien Hämorrhagien, posttraumatische Hämarthrosen Epistaxis
1 **Faktor-V-Mangel**

Metatropie Platyspondylie Analhautfalte Zwergwuchs Kyphoskoliose
! **Zwergwuchs, metatropischer**

Methämoglobinämie Zyanose
! **Methämoglobinämie**

Methämoglobinämie Panzytopenie Anämie, hämolytische
0 **Glutathionreduktase-Mangel**

Migräne Hypothermie Ikterus Xanthelasmen Nävi Dyspepsie
1 **Gilbert-Lereboullet-Syndrom**

Mikroblepharie Lagophthalmus Platyonychie Distichiasis
! **Distichiasis*, Tost-Syndrom**

Mikrodaktylie Verknöcherungen, schmerzhafte, Muskeln Zwangshaltung
1 **Fibrodysplasia ossificans progressiva**

Mikrodontie Minderwuchs Hypogonadismus Hypothyreose Infantilismus
1 **Panhypopituitarismus**

Mikrodontie Stimme, tiefe CFD Retardation Aortenstenose, supravalvuläre
·! **Aortenstenose, supravalvuläre, isolierte***

Mikrogenie Retromikrognathie Gaumenspalte Glossoptosis
! **Pierre-Robin-Syndrom**

Mikrogenie Vogelgesicht Mikrophthalmie Katarakt CFD Zwergwuchs
! **Hallermann-Streiff-Syndrom**

Mikrognathie CFD Retardation Ekzeme Polydaktylie Minderwuchs
! **Dubowitz-Syndrom**

Mikrokornea Katarakt Mikrophthalmie
! **Mikrophthalmie**

Mikrokornea Mikrophthalmus Sehverlust Katarakt
! **Katraakt***

Mikromelie Dyspnoe Brachyphalangie Wirbelanomalien Zwergwuchs
! † **Zwergwuchs, tanatophorer**

Mikromelie Genitaldysplasie Polydaktylie
! **Mohr-Syndrom**

Mikromelie Klumpfüße Skoliose Gaumenspalte Kontrakturen Zwergwuchs
! **Zwergwuchs, diastrophischer**

Mikromelie Kyphose Bulldoggengesicht Glockenthorax Zwergwuchs
! **Parrot-Syndrom**

Mikromelie Phokomelie Skelettdysplasien, multiple
! **Pseudothalidomid-Syndrom**

Mikromelie Zwergwuchs CFD Verknöcherungsstörungen, Achsenskelett, Kurzhals
! † **Achondrogenesis**

Mikromelie, distale Lordose Wirbelanomalien Minderwuchs Madelungsche Deformität
1 **Leri-Weill-Syndrom**

Mikromelie Zwergwuchs Gaumenspalte Extremitätenverkrümmung
! **Kniest-Syndrom**

Mikrophthalmie Analatresie Kolobom, Iris
! **Katzenaugen-Syndrom**

Mikrophthalmie Makrophakie Sehverlust Zahnanomalien Retinadegeneration
! **Mikrophthalmie***

Mikrophthalmie Mikrokornea Katarakt
! **Mikrophthalmie**

Mikrophthalmie Linsenektopie Myopie
! **Mikrophthalmie**

Mikrophthalmie Herzfehler Nierenaplasie Claviculadysplasie Extremitätenmißbildungen
! **Lenz-Syndrom**

Mikrophthalmie Glaukom
! **Mikrophthalmie**

Mikrophthalmie Katarakt CFD Zwergwuchs Mikrogenie Vogelgesicht
! **Hallermann-Streiff-Syndrom**

Mikrophthalmie Meningozele Holoprosenzephalie CFD
! † **Triploidie***

Mikrophthalmie Taubheit Hexadaktylie Retardation LKGS Kolobom
! **Pätau-Syndrom**

Mikrophthalmie Zahnanomalien Retardation Skelettdysplasien, multiple
! **Mikrophthalmie***

Mikrophthalmie Zahnschmelzdysplasie Hypotrichose Kamptodaktylie
! **Okulo-Dento-Digitales Syndrom**

Mikrophthalmie, unilaterale Kyphoskoliose Kolobome Wirbel-anomalien
! **Okulo-Auriculo-Vertebrale Dysplasie**

Mikrophthalmie Gaumenspalte Hexadaktylie Genitalanomalien CFD Taubheit
! **Ullrich-Feichtiger-Syndrom**

Mikrophthalmie Sehverlust Katarakt Mikrokornea
! **Katarakt***

Mikrophthalmie Nystagmus Strabismus Katarakt Sehverlust Oligophrenie
! **Katarakt***

Mikrostomie Hypertelorismus CFD Kamptodaktylie Skoliose Spitzfüße
! **Freeman-Sheldon-Syndrom**

Mikrostomie CFD Cutis laxa Hornhauttrübung Muskelschwäche Minderwuchs Retardation
! **De Barsi-Syndrom**

Mikrostomie Herzfehler Muskelhypertonie Tintenlöscherfüße CFD
! **Edwards-Syndrom**

Mikrotie CFD Retardation Oligophrenie Schwerhörigkeit Minderwuchs Hypogonadismus
! **Mengel-Konigsmark-Berlin-Mc Kusick-Syndrom**

Mikrozephalie Anfälle Tetraplegie, spastische Oligophrenie
! ♂ **Paine-Syndrom**

Mikrozephalie Apnoe Zyanose Sehverlust Idiotie
! **Amaurotische Idiotie, familiäre, kongenitale**

Mikrozephalie Epilepsie Tetraplegie Reflexanomalien
! **Mikrozephalie***

Mikrozephalie Hypertelorismus Retardation CFD Krämpfe Trigonozephalie
! **Holoprosenzephalie***

Mikrozephalie Anfälle Erbrechen Retardation Oligophrenie
0 **Citrullinurie-Syndrom**

Mikrozephalie Anfälle Nävi Ausfallserscheinungen, neurologische
! **Melanose, neurokutane**

Mikrozephalie Mißgedeihen Lethargie Krämpfe Oligophrenie Erbrechen
0 **Hyperglyzinämie**

Mikrozephalie Vogelgesicht Peromelie Retrognathie Minderwuchs CFD
! **Hanhart-Syndrom II**

Mikrozephalie Pterygium colli Minderwuchs Retardation CFD Brachytelephalangie Nageldystrophie
! **Hydantoin-Syndrom**

Mikrozephalie CFD Retardation Gaumenspalte Blepharophimose Mikrostomie
! **Alkohol-Syndrom, fetales**

Mikrozephalie CFD Ausfallserscheinungen, neurologische, multiple Idiotie Anfälle
! **Lissencephalie***

Mikrozephalie CFD Oligophrenie Hypogonadismus Zwergwuchs Vogelkopf
! **Vogelkopf-Zwergwuchs**

Mikrozephalie Hypospadie Minderwuchs Retardation Muskelhypotonie
! **Deletions-Syndrom des kurzen Armes eines Chromosoms Nr. 4**

Mikrozephalie Retardation Hypotelorismus Krämpfe CFD LKGS Zyklopie
! **Holoprosenzephalie***

Mikrozephalie Retardation Synophrys CFD Daumenansatz, proximaler Minderwuchs
! **Cornelia-de-Lange-Syndrom**

Milchunverträglichkeit Diarrhoe Erbrechen Mißgedeihen
0 **Laktose-Intoleranz**

Minderwuchs Steatorrhoe Diarrhoe Mißgedeihen Infektionen Neutropenie
0 **Shwaçhman-Syndrom**

Minderwuchs Hautfurchung, Kopf CFD Akanthosis nigricans Nageldystrophie Zahnanomalien
1 **Cutis verticis gyrata***

Minderwuchs Pubertas praecox Wachstumsbeschleunigung
1 ♂ **Pubertas präcox**

Minderwuchs Steatorrhoe Diarrhoe Mißgedeihen Infektionen Hüftdysplasie
0 **Shwachman-Syndrom, Burke-Syndrom**

Minderwuchs Bewegungseinschränkung Brachyphalangie CFD Oligophrenie
0 **Leri-Syndrom, Pleonosteosis**

Minderwuchs Brachyzephalie Claviculaaplasie Fontanelle, persistierende
! **Dysplasia cleidocranialis**

Minderwuchs CFD Hypertelorismus Retardation Schreien, katzenartiges
! **Cri-du-chat-Syndrom**

Minderwuchs CFD Kurzhals Stimme, hohe Myopie Myotonie Gehbeschwerden
! **Schwartz-Jampel-Syndrom**

Minderwuchs CFD Mikrozephalie Vogelgesicht Peromelie Retrognathie
! **Hanhart-Syndrom II**

Minderwuchs Retardation CFD Mikrostomie Cutis laxa Hornhauttrübung Muskelschwäche
! **De Barsi-Syndrom**

Minderwuchs Coxa vara Kyphoskoliose Bewegungseinschränkung, Hüftgelenk
1 **Spondylo-metaphysäre Dysplasie (Kozlowski)**

Minderwuchs Cubitus valgus Hypogonadismus Herzfehler CFD Pterygium colli
! **Noonan-Syndrom**

Minderwuchs Daumendysplasie Anämie, makrozytäre Pigmentierungsanomalien
! **Fanconi-Anämie**

Minderwuchs Epistaxis Hypoglykämie Infektionen Hepatomegalie Muskelhypotonie
1 **Glykogenose Typ III**

Minderwuchs Extremitätenverkrümmung Hyperostosen, Schädel Frakturen
1 **Hyperostosis corticalis deformans juvenilis**

Minderwuchs Ganganomalien Platyspondylie Arthrosen Augenfehler
! **Dysplasia spondylo-epiphysaria congenita**

Minderwuchs Hörverlust Herzfehler Lentigines Hypertelorismus Genitalmißbildung
! **Lentigines***

Minderwuchs Hörverlust Kontrakturen Hornhautdystrophie HSM Kyphose Hernien
1 **Mukopolysaccharidose Typ VI**

Minderwuchs Hypogonadismus Hypothyreose Infantilismus Mikrodontie
1 **Panhypopituitarismus**

Minderwuchs Hypogonadismus Mikrotie CFD Retardation Oligophrenie Schwerhörigkeit
! **Mengel-Konigsmark-Berlin-Mc Kusick-Syndrom**

Minderwuchs Infektionen CFD Extremitätenmißbildungen Anämie, hämolytische Ikterus
! **Sphärozytose**

Minderwuchs Albinismus, partieller Blepharophimose CFD Taubheit
! **Waardenburg-Klein-Syndrom**

Minderwuchs Madelungsche Deformität Mikromelie, distale Lordose Wirbelanomalien
1 **Leri-Weill-Syndrom**

Minderwuchs Mikrozephalie Retardation Synophrys CFD Daumenansatz, proximaler
! **Cornelia-de-Lange-Syndrom**

Minderwuchs Muskelhypotonie Oligophrenie Retardation Kryptorchismus Katarakt
! ♂ **Lowe-Syndrom**

Minderwuchs Nase, birnenförmige Hypotrichose Brachydysphalangie, epiphysäre
1 **Tricho-Rhino-Phalangie-Syndrom**

Minderwuchs Ödeme, Füße Pterygium colli Amenorrhoe Haaransatz, tiefer
! ♀ **Ullrich-Turner-Syndrom**

Minderwuchs Oligophrenie Brachymetacarpie Brachymetatarsie
! **Brachydaktylie***

Minderwuchs Platyspondylie Bewegungseinschränkung Kyphose
1 ♂ **Dysplasia spondylo-epiphysaria tarda**

Minderwuchs Polydaktylie, postaxiale Nageldysplasie Zahnanomaien Exostosen
! **Ellis-van-Creveld-Syndrom**

Minderwuchs Ptosis Hypogenitalismus CFD Syndaktylie Oligophrenie Retardation
! **Smith-Lemli-Opitz-Syndrom**

Minderwuchs Pulmonalstenose Cariesneigung Zyanose Asphyxie
! **Fallot-Syndrom**

Minderwuchs Rachitis Nephritis Mißgedeihen Erbrechen Polyurie
1 2 **Abderhalden-Fanconi-Syndrom**

Minderwuchs Retardation Wasserspeiergesicht HSM Hernien Hörverlust
1 ♂ **Mukopolysaccharidose Typ II**

Minderwuchs Retardation Muskelhypotonie CFD Mikrozephalie Hypospadie
! **Deletions-Syndrom des kurzen Armes eines Chromosoms Nr. 4**

Minderwuchs Retardation Zahnanomalien Daumen, breite CFD Oligophrenie
! **Rubinstein-Taybi-Syndrom**

Minderwuchs Retardation CFD Zahnanomalien Hörverlust Thoraxdysplasie Brachydaktylie
! ♂ **Oto-Palato-Digitales-Syndrom**

Minderwuchs Retardation Gingivahyperplasie Hurler-Symptomatik HSM Anfälle
! **I-Zellen-Krankheit**

Minderwuchs Schwerhörigkeit Mitralinsuffizienz Synostosen Brachydaktylie
! **Forney-Robinson-Pascoe-Syndrom**

Minderwuchs Retardation CFD Brachytelephalangie Nageldystrophie Mikrozephalie Pterygium colli
! **Hydantoin-Syndrom**

Minderwuchs Skoliose Kurzhals Arthrosen Hurler-Symptomatik
1 **Mukolipidose III**

Minderwuchs Teleangiektasien Vogelgesicht Fotosensibilität
! **Bloom-Syndrom**

Minderwuchs Wasserspeiergesicht Kyphose Hornhautdystrophie HSM Hörverlust
0 **Mukopolysaccharidose Typ I**

Minderwuchs Zahnanomalien CFD Fontanelle, persistierende Frakturen Brachyphalangie
! **Pyknodysostosis**

Minderwuchs Zahnschmelzdefekte Tetanie Muskelhypotonie Osteomalazie
0 **Pseudomangelrachitis**

Minderwuchs Hautfurchung, Kopf CFD Akanthosis nigricans Nageldystrophie Zahnanomalien
1 **Cutis verticis gyrata***

Minderwuchs CFD Arthrochalasis Makrozephalie Skrotumanomalie
! **Aarskog-Syndrom**

Minderwuchs Mikrognathie CFD Retardation Ekzeme Polydaktylie
1 **Dubowitz-Syndrom**

Minderwuchs Retardation Infektionen Anämie, hypochrome
0 **Orotazidurie**

Minderwuchs Schwerhörigkeit CFD Schulterblatthochstand Oligophrenie
Fara-Chlupackova-Hrivnakova-Syndrom

Minderwuchs Wirbelanomalien Arthrosen Kamptodaktylie
! **Dyggve-Melchior-Clausen-Syndrom**

Minderwuchs Adontie LKGS Hypodontie Sattelnase Infantilismus
! **Lippen-Kiefer-Gaumen-Spalte mit Unterlippenfisteln***

Minderwuchs Arthrosen Retardation Rachitis
1 **Metaphysäre Chondrodysplasie Typ Jansen**

Minderwuchs Arthrosen, leichte Extremitäten
1 **Metaphysäre Chondrodysplasie Typ Vaandrager-Pena**

Minderwuchs Brachymetacarpie-4 Oligophrenie
1 **Osteodystrophia hereditaria Albright**

Minderwuchs CFD Hirsutismus Hypergenitalismus HSM Retardation
! **Leprechaunismus**

Minderwuchs CFD Retardation Muskelhypotonie Augenmißbildungen Oligophrenie
! **Deletions-Syndrome des Chromosoms Nr. 18**

Minderwuchs CFD Retardation Muskelhypotonie Caries Oligophrenie
! **Deletions-Syndrome des Chromosoms Nr. 18**

Minderwuchs Coxa vara Rachitis Ganganomalien Arthrosen
0 **Metaphysäre Chondrodysplasie Typ Schmid**

Minderwuchs Erbrechen Adipositas Hepatomegalie
1 **Glykogenose Typ VI**

Minderwuchs Ikterus Osteoporose HSM Lebercirrhose
0 **Glykogenose Typ IV**

Minderwuchs Katarakt Zahnschmelzhypoplasie Tetanie Brachymetacarpie-4
1 **Osteodystrophia hereditaria Albright**

Minderwuchs Knochendeformationen Knochentumoren
1 **Exostosen, multiple cartilaginäre**

Minderwuchs Mißgedeihen Ödeme Niereninsuffizienz Infektionen
0 **Nephrotisches Syndrom, familiäres**

Minderwuchs Oligophrenie Kyphoskoliose Ataxie Katarakt
! **Marinescu-Sjögren-Syndrom**

Minderwuchs Oligophrenie Sprachretardation
1 **Histidinämie-Syndrom**

Minderwuchs Retardation Trichorrhexis Hypothermie Infektionen Ataxie
0 ♂ **Menkes-Syndrom**

Minderwuchs Retardation Ödeme, Unterschenkel Lymphangitiden
0 **Lymphödem, erbliches**

Minderwuchs Nierensteine Nierenkoliken
1 **Cystinurie**

Minderwuchs Rachitis Osteomalazie
1 ♂ **Hypophosphatämie**

Miosis Pupillotonie
! **Mikrokorie**

Miosis Enophthalmus Ptosis Heterochromie Anhidrose
0 **Horner-Syndrom**

Miosis Strabismus Augenbewegungsstörung Ptose Pupillotonie
1 **Ophthalmoplegie**

Mißbildungen, kardiovaskuläre, intestinale Mißgedeihen Zyanose Infektionen Dyspnoe
! **Ivemark-Syndrom**

Mißgedeihen Malabsorption Ödeme Emphysem Mekoniumileus Bronchitis
0 **Mukoviszidose**

Mißgedeihen Ödeme Niereninsuffizienz Infektionen Minderwuchs
0 **Nephrotisches Syndrom, familiäres**

Mißgedeihen Adipositas Oligophrenie Hypogonadismus Hypoglykämie Muskelhypotonie
! **Prader-Willi-Syndrom**

Mißgedeihen Candidiasis Addison-Symptomatik Tetanie
0 **Hypoparathyreoidismus, primärer**
Mißgedeihen Diarrhoe Ödeme Anämie Rachitis Malabsorption
0 **Zöliakie**
Mißgedeihen Diarrhoen Tetanien Infektionen Candidiasis CFD
! **Di George-Syndrom**
Mißgedeihen Diplegie Anfälle Fieberschübe
0 **Hyperargininämie**
Mißgedeihen Dyspepsie Diarrhoe Fieber
0 **Glukose-Galaktose-Malabsorption**
Mißgedeihen HSM Xanthome Dystrophie Diarrhoe Erbrechen
0 **Wolman-Syndrom**
Mißgedeihen Hypoglykämien Katarakt Ikterus Erbrechen HSM Retardation
! **Galaktosämie-Syndrom II**
Mißgedeihen Infektionen Neutropenie Minderwuchs Steatorrhoe
0 **Shwachman-Syndrom**
Mißgedeihen Konstipation Abdomen, aufgetriebenes Dolichocolon
0 **Hirschsprung-Krankheit**
Mißgedeihen Krämpfe Fieber Oligophrenie Hypoglykämien Erbrechen
0 **Fruktose-Intoleranz**
Mißgedeihen Lethargie Dyspnoe Azidose Retardation Erbrechen
0 **Methylmalonazidurie**
Mißgedeihen Lethargie Krämpfe Oligophrenie Erbrechen Mikrozephalie
0 **Hyperglyzinämie**
Mißgedeihen Lethargie Retardation Dyspnoe Erbrechen Exsiccose
0 **Methylmalonazidurie**
Mißgedeihen Malabsorption Hypertonie Ikterus Pruritus Rachitis
1 **Gallengang-Aplasie, intrahepatische**
Mißgedeihen Malabsorption Ödeme Anämie Dyspepsie
0 **Trypsinogenmangel-Syndrom**
Mißgedeihen Milchunverträglichkeit Diarrhoe Erbrechen
0 **Laktose-Intoleranz**
Mißgedeihen Niereninsuffizienz Hypertonie, portale Dyspepsie
0 **Fibroangiomatose, angeborene, biliäre**
Mißgedeihen Pseudoobstipation Exsiccose Erbrechen, pylorisches
! **Pylorusstenose, angeborene**
Mißgedeihen Rachitis Nierenfunktionsstörungen HSM Leberinsuffizienz
0 **Tyrosinämie**
Mißgedeihen Retardation Fieber Polydipsie Polyurie Erbrechen
0 **Diabetes insipidus renalis**
Mißgedeihen Saccharoseunverträglichkeit Diarrhoe
0 **Saccharose-Isomaltose-Intoleranz**

Mißgedeihen Windelfärbung, blaue Nephritis Fieber Infektionen
0 **Blue-Diaper-Syndrom**

Mißgedeihen Salzverlust Erbrechen Fieber
0 **Hypoaldosteronismus**

Mißgedeihen Tetanie
0 **Hypoparathyreoidismus, primärer**

Mißgedeihen Anfälle Muskeldystonie Dezerebration Dyspnoe Uringeruch
0 **Ahornsirup-Syndrom**

Mißgedeihen Dyspnoe Zyanose Muskelhypotonie Kardiomegalie Anfälle
0 **Glykogenose Typ II**

Mißgedeihen Erbrechen Hyperpigmentierung Hypoglykämie Hypotonie
0 ♂ **Nebenniereninsuffizienz**

Mißgedeihen Erbrechen Hyperpigmentierung Salzverlust Hypotonie
0 **Nebenniereninsuffizienz, angeborene**

Mißgedeihen Infektionen Hüftdysplasie Minderwuchs Steatorrhoe Diarrhoe
0 **Shwachman-Syndrom, Burke-Syndrom**

Mißgedeihen Zyanose Infektionen Dyspnoe Mißbildungen, kardiovaskuläre, intestinale
! **Ivemark-Syndrom**

Mißgedeihen Erbrechen Polyurie Minderwuchs Rachitis Nephritis
1 2 **Abderhalden-Fanconi-Syndrom**

Mitralinsuffizienz Synostosen Brachydaktylie Minderwuchs Schwerhörigkeit
! **Forney-Robinson-Pascoe-Syndrom**

M.-pectoralis-Aplasie Schulterdysplasie, unilaterale Symbrachyphangie
1 **Poland-Syndrom**

Muskelatrophie Ulcera, Unterschenkel Sensibilitätsverlust Hörverlust
2 **Neuropathie, erbliche, radikuläre**

Muskelatrophie Dysarthrie Sehverlust Oligophrenie Ichthyosis Diplegie
0 **Sjögren-Larsson-Syndrom**

Muskelatrophie Hemeralopie Hörverlust Parästhesien Paresen Ataxien Ichthyosis
2 **Refsum-Syndrom**

Muskelatrophie Sehverlust Retardation Oligophrenie Hörverlust Retinopathie
! **Taubheit***

Muskelatrophie Analgesie Arthropathie Atrophien Skoliose Parästhesien
2 **Syringomyelie**

Muskelatrophie Anfälle Ataxien
3 **Akanthozytose, adulte**
Muskelatrophie Hohlfuß Skoliose Ataxie Reflexanomalien
1 **Roussy-Levy-Syndrom**
Muskelatrophien Ataxie Gangstörungen Dysarthrie Akinesen
3 **Cerebellare Ataxie Typ Menzel**
Muskelatrophien, leichte, Extremitäten Parästhesien Paresen, Extremitäten
2 **Polyneuropathie, rezidivierende, familiäre**
Muskelatrophie, absteigende Ptosis Katarakt Myotonien Dysarthrie
2 **Dystrophia myotonica**
Muskelatrophie, periphere
3 **Myopathia distalis tarda hereditaria**
Muskeldystonie Dezerebration Dyspnoe Uringeruch Mißgedeihen Anfälle
0 **Ahornsirup-Syndrom**
Muskeldystonie Krämpfe Athetose Skoliose Lordose Zwangsbewegungen
1 **Torsions-Dystonie**
Muskeldystonie Ataxie Oligophrenie Retardation Hyperkinese
0 **Kleinhirn-Hypoplasie**
Muskeldystrophie Taubheit Sehverlust Retinitis pigmentosa
0 **Usher-Syndrom***
Muskeldystrophie, Schultergürtel Bulbärparalyse Muskelflimmern
5 **Lateralsklerose, amyotrophische**
Muskelermüdbarkeit Muskelschmerz Krämpfe Muskelhypotonie
1 **Glykogenose Typ VII**
Muskelermüdbarkeit Spastizität Gehbeschwerden Muskelschwäche
3 **Myasthenien**
Muskelflimmern Muskeldystrophie, Schultergürtel Bulbärparalyse
5 **Lateralsklerose, amyotrophische**
Muskelhypertonie Tintenlöscherfüße CFD Mikrostomie Herzfehler
! **Edwards-Syndrom**
Muskelhypertrophie Hypertrichose HSM Hochwuchs Lipodystrophie
0 **Lipodystrophie, generalisierte**
Muskelhypertrophie, diffuse Kontrakturen Myotonie, induzierte
1 **Myotonia congenita**
Muskelhypoplasie Skelettdysplasie, multiple Kamptodaktylie
! **Kamptodaktylie***
Muskelhypoplasie Bewegungseinschränkungen Kontrakturen Klumpfüße Ankylosen
! **Arthrogryposis multiplex congenita**
Muskelhypotonie Oligophrenie Retardation Kryptorchismus Katarakt Minderwuchs
! ♂ **Lowe-Syndrom**

Muskelhypotonie Fotosensibilität Ataxie Nystagmus Oligophrenie
1 **Hartnup-Syndrom**

Muskelhypotonie Kardiomyopathie Oligophrenie CFD Stimme, hohe Zwergwuchs
! **Mulibrey-Zwergwuchs**

Muskelhypotonie Knochenschmerz Knochenatrophie Knochenzysten
2 **Hyperparathyreoidismus**

Muskelhypotonie Minderwuchs Epistaxis Hypoglykämie Infektionen Hepatomegalie
1 **Glykogenose Typ III**

Muskelhypotonie Mißgedeihen Adipositas Oligophrenie Hypogonadismus Hypoglykämien
! **Prader-Willi-Syndrom**

Muskelhypotonie Osteomalazie Rachitis Minderwuchs Zahnschmelzdefekte
0 **Pseudomangel-Rachitis**

Muskelhypotonie Infektionen Hypoglykämie Epistaxis Hepatomegalie
1 **Glykogenose Typ I**

Muskelhypotonie Krämpfe Retardation Sprachverfall Dezerebration Ataxie
1 **Greenfield-Syndrom**

Muskelhypotonie Muskelschwäche, generelle, stationäre
! **Nemaline Myopathie**

Muskelhypotonie Augenmißbildungen Oligophrenie Minderwuchs CFD Retardation
! **Deletions-Syndrome des Chromosoms Nr. 18**

Muskelhypotonie Caries Oligophrenie Minderwuchs CFD Retardation
! **Deletions-Syndrome des Chromosoms Nr. 18**

Muskelhypotonie CFD Mikrozephalie Hypospadie Minderwuchs Retardation
! **Deletions-Syndrom des kurzen Armes eines Chromosoms Nr. 4**

Muskelhypotonie Gehbeschwerden Muskelschwäche, allgemeine
! **Muskelhypoplasie, kongenitale, universelle, Typ Krabbe**

Muskelhypotonie Gehbeschwerden Muskelschwäche
! **Central Core Disease**

Muskelhypotonie HSM Anfälle Retardation CFD Petechien Glaukom
! **Cerebro-Hepato-Renales Syndrom (Zellweger)**

Muskelhypotonie Muskelermüdbarkeit Muskelschmerz Krämpfe
1 **Glykogenose Typ VII**

Muskelhypotonie Retardation Sehverlust Oligophrenie Erbrechen
0 **Hypervalinämie**

Muskelhypotonie Kardiomegalie Anfälle Mißgedeihen Dyspnoe Zyanose
0 **Glykogenose Typ II**
Muskelhypotonie, kataplektische Schlafanfälle Halluzinationen
2 **Narkolepsie**
Muskellähmung, schwere, periodische
2 **Periodische Paralyse, hypokaliämische**
Muskellähmungen, schwere, langzeitige
1 **Periodische Paralyse, normokaliämische**
Muskellähmung, paroxysmale Extremitätenlähmungen
0 **Periodische Paralyse, hyperkaliämische**
Muskelpseudohypertrophie Kontrakturen Gehbeschwerden Muskelschwäche, progrediente
1 ♂ **Muskeldystrophie, infantile progressive, Typ Duchenne**
Muskelpseudohypertrophie, Waden Muskelschwäche, proximale Lordose Gehbeschwerden
3 ♂ **Muskeldystrophie, gutartige, Typ Becker**
Muskelrigor Tremor Amimie Anfälle Paresen Akinesen
5 **Parkinson-Syndrom**
Muskelrigor Tremor Anfälle Demenz Hyperkinesen Paresen
2 **Fahr-Syndrom**
Muskelrigor Muskelschmerz Muskelschwäche
3 **Glykogenose Typ III**
Muskelschmerz Muskelschwäche Muskelsteifheit
3 **Glykogenose Typ VIII**
Muskelschmerz Krämpfe Muskelhypotonie Muskelermüdbarkeit
1 **Glykogenose Typ VII**
Muskelschmerz Muskelschwäche Herzversagen Krämpfe
1 **Glykogenose Typ V**
Muskelschwäche Krämpfe Erbrechen Anämie Oligophrenie Retardation
0 **Hyperlysinämie**
Muskelschwäche Ataxie Anfälle Hörverlust Hurler-Symptomatik Retardation
1 **Mukolipidose I**
Muskelschwäche Herzversagen Krämpfe Muskelschmerz
1 **Glykogenose Typ V**
Muskelschwäche Muskelhypotonie Gehbeschwerden
! **Central Core Disease**
Muskelschwäche Muskelsteifheit Muskelschmerz
3 **Glykogenose Typ VIII**
Muskelschwäche Nephritis Gallensteine Nierensteine
2 **Xanthinurie**
Muskelschwäche Pupillotonie Reflexanomalien Parästhesien
1 **Adie- Syndrom**

Muskelschwäche, absteigende, langsam-progrediente
2 **Muskeldystrophie, Schultergürtel-Typ**

Muskelschwäche, allgemeine Muskelhypotonie Gehbeschwerden
! **Muskelhypoplasie, kongenitale, universelle, Typ Krabbe**

Muskelschwäche, aufsteigende Dysphagie
3 **Muskelatrophie, skapuloperonäale, spinale**

Muskelschwäche, aufsteigende Dyspnoe Bewegungsarmut
0 **Muskelatrophie, infantile, progressive, spinale**

Muskelschwäche, aufsteigende Parästhesien Myoklonien Storchenbeine
1 **Muskelatrophie, neurale, Charcot-Marie-Tooth**

Muskelschwäche Minderwuchs Retardation CFD Mikrostomie Cutis laxa Hornhauttrübung
! **De Barsi-Syndrom**

Muskelschwäche, aufsteigende Myoklonien Ataxie Tremor Nävi
1 **Muskelatrophie, neurale, Typ Dejerine-Sottas**

Muskelschwäche, Auge Muskelermüdbarkeit Spastizität Gehbeschwerden
3 **Myasthenien**

Muskelschwäche, distale Gehbeschwerden Muskelzuckungen Kontrakturen
1 **Muskelatrophie, juvenile spinale**

Muskelschwäche, generelle, stationäre Muskelhypotonie
! **Nemaline Myopathie**

Muskelschwäche, geringe Hepatomegalie
1 **Glykogenose Typ IX**

Muskelschwäche, paroxysmale Muskelstarre, kälteinduzierte
0 **Paramyotonia congenita**

Muskelschwäche, progrediente Muskelpseudohypertrophie Kontrakturen Gehbeschwerden
1 ♂ **Muskeldystrophie, infantile progressive, Typ Duchenne**

Muskelschwäche, proximale Lordose Gehbeschwerden Muskelpseudohypertrophie, Waden
3 ♂ **Muskeldystrophie, gutartige, Typ Becker**

Muskelschwäche Hyperostosen, diaphysäre Ganganomalien Lordose Skoliose
1 **Engelmann-Syndrom**

Muskelschwäche, faziale Ptosis Bewegungsstörung, Augen Amimie Dysphagie
2 **Myopathie, okuläre**

Muskelstarre Dysarthrie Amyotrophie Anfälle Demenz Dysphagie
3 **Creutzfeldt-Jakob-Syndrom**

Muskelstarre, kälteinduzierte Muskelschwäche, paroxysmale
0 **Paramyotonia congenita**

Myoklonien Ataxie Tremor Nävi Muskelschwäche, aufsteigende
1 **Muskelatrophie, neurale, Typ Dejerine-Sottas**

Myoklonien Kontrakturen Muskelschwäche, distale Gehbeschwerden
1 **Muskelatrophie, juvenile spinale**

Myoklonien Storchenbeine Muskelschwäche, aufsteigende Parästhesien
1 **Muskelatrophie, neurale, Charcot-Marie-Tooth**

Myoklonien, unregelmäßige Tics
2 **Myoklonien, erbliche essentielle**

Myoklonien Anfälle Ataxie Dysarthrie Tremor Gangstörungen
1 **Hunt-Syndrom**

Myoklonien Enthirnungsstarre Idiotie Spastizität Sehverlust
0 **Amaurotische Idiotie, familiäre, frühkindliche**

Myoklonien Enthirnungsstarre Spasmen Demenz Ataxie Sehverlust
1 **Amaurotische Idiotie, familiäre, juvenile**

Myoklonien Oligophrenie Anfälle Retardation
0 **Karnosinurie**

Myoklonusepilepsie, lichtinduzierte Hörverlust Diabetes mellitus Nephropathie
3 **Taubheit***

Myopie Hörverlust Hypotrichose CFD Bulldoggengesicht Zahnanomalien
! **Marshall-Syndrom**

Myopie Autismus Sprachentwicklungsstörungen Dysarthrie Hörverlust
! **Eldridge-Berlin-Mc Kusick-Syndrom**

Myopie Linsenektopie Gefäßschäden Hochwuchs Spinnenfingrigkeit
1 **Marfan-Syndrom**

Myopie Gaumenspalte Sehverlust Katarakt Glaukom Skotome
1 **Hyaloideo-retinale Degeneration***

Myopie Katarakt Retinoschisis Glaukom Sehverlust Skotome
1 **Hyaloideo-retinale Degeneration**

Myopie Mikrophthalmie Linsenektopie
! **Mikrophthalmie**

Myopie Myotonie Gehbeschwerden Minderwuchs CFD Kurzhals Stimme, hohe
! **Schwartz-Jampel-Syndrom**

Myopie Neuropathie, periphere Caries Sehverlust Hörverlust Ataxie
1 **Flynn-Aird-Syndrom**

Myopie Strabismus Retardation Pigmentierungsanomalien, streifenförmige Zahnanomalien
1 **Incontinentia pigmenti achromians Ito**

Myopie Reflexanomalien Retinadegeneration Augenbewegungsstörungen
1 **Ophthalmoplegie**

Myopie Sphärophakie Linsenektopie
! **Weill-Marchesani-Syndrom**

Myopie Strabismus Hemeralopie
1 **Hemeralopie, familiäre**

Myotonie Gehbeschwerden Minderwuchs CFD Kurzhals Stimme, hohe Myopie
! **Schwartz-Jampel-Syndrom**

Myotonien Dysarthrie Muskelatrophie, absteigende Ptosis Katarakt
2 **Dystrophia myotonica**

Myotonie, induzierte Muskelhypertrophie, diffuse Kontrakturen
1 **Myotonia congenita**

Myxödem Hyperpigmentierung Diabetes mellitus
0 **Nebenniereninsuffizienz***

Myxödem Struma, schmerzhaft
5 ♀ **Hashimoto-Syndrom**

Myxödem Struma Retardation Oligophrenie Kretinismus
0 **Hypothyreose**

Nabelschnurblutungen Hämorrhagien Hämarthrosen
0 **Faktor-XIII-Mangel**

Nabelschnurblutungen Hämorrhagien Hämarthrosen Menorrhagien
0 **Faktor-VII-Mangel**

Nageldysplasie Hyperhidrose Prurigo Blasen, Haut, Schleimhaut
1 **Epidermolysis bullosa**

Nageldysplasie Zahnanomalien Exostosen Minderwuchs Polydaktylie, postaxiale
! **Ellis-van-Creveld-Syndrom**

Nageldysplasie Hörverlust Talgdrüsenhypoplasie Palmoplantarkeratosen Hypohidrose
1 **Helweg-Larsen-Syndrom**

Nageldysplasie Radiusluxation Nephropathien Patellahypoplasie
! **Nagel-Patella-Syndrom**

Nageldystrophie Arthrosen Zwergwuchs Haardystrophie Glockenthorax
1 **Knorpel-Haar-Hypoplasie**

Nageldystrophie Hyperkeratosen Purpura Poikilodermie Tränenträufeln
1 ♂ **Zinsser-Engman-Cole-Syndrom**

Nageldystrophie Zahnanomalien Keratosis follicularis Spindelhaare
1 **Monilethrix**

Nageldystrophie Mikrozephalie Pterygium colli Minderwuchs Retardation CFD Brachytelephalangie
! **Hydantoin-Syndrom**

Nageldystrophie Schwerhörigkeit Strabismus Taubheit Ektrodaktylie
! **Anonychie***

Nageldystrophie Zahnanomalien Minderwuchs Hautfurchung, Kopf CFD Akanthosis nigricans
! **Cutis verticis gyrata***

Nageldystrophie Dyskeratosen, Haut, Schleimhaut
2 **Porokeratosis Mibelli**

Nageldystrophie Palmoplantarkeratose Hypertrichose Schnürfurchen
0 **Mal de Meleda**

Nageldystrophie Fingernägel, gelbe Ödeme Pleuraexsudate
2 **Yellow-Nail-Syndrom**

Nageldystrophie Hypodontie Anhidrose Hypotrichose
! ♂ **Ektodermale Dysplasie, anhidrotische**

Nageldystrophie Palmoplantarkeratose Papeln, follikuläre
2 **Pityriasis rubra pilaris**

Nageldystrophie Pigmentierungsanomalien Polyposis, intestinale Malabsorption
1 **Cronkhite-Canada-Syndrom**

Nageldystrophie Prurigo Dermatose, papulöse
1 **Keratosis follicularis Darier**

Nageldystrophie Zahnanomalien Hörverlust
0 **Robin-Miller-Bensimon-Syndrom**

Nageldystrophie Diarrhoe Hauteruptionen, Akren Alopezie
0 **Akrodermatitis enteropathica**

Nageldystrophie Haarausfall
1 **Alopecia areata***

Nagelhyperplasie Palmoplantarkeratose, schmerzhafte
0 **Keratitis palmoplantaris diffusa circumscripta**

Nahrungsaufnahme, erschwerte Stimmabnormitäten Zyanose Stridor
0 **Spalt-Larynx**

Nase, birnenförmige Hypotrichose Brachydysphalangie, epiphysäre Minderwuchs
1 **Tricho-Rhino-Phalangie-Syndrom**

Nävi Muskelschwäche, aufsteigende Myoklonien Ataxie Tremor
1 **Muskelatrophie, neurale, Dejerine-Sottas**

Nävi Ausfallserscheinungen, neurologische Mikrozephalus Anfälle
! **Melanose, neurokutane**

Nävi Dyspepsie Migräne Hypothermie Ikterus Xanthelasmen
1 **Gilbert-Lereboullet-Syndrom**

Nävi Hyperpigmentierung
! **Melanosis universalis**

Nävi Pubertas praecox Osteopoikilose
1 **Osteopoikilose**

Nävus flammeus, unilateraler Anfälle Hemiparese Oligophrenie Glaukom
! **Sturge-Weber-Syndrom**

Nephritis Gallensteine Nierensteine Muskelschwäche
2 **Xanthinurie**

Nephritis UV-Empfindlichkeit Erytheme Hyperpigmentierung Ulcera
1 **Xeroderma pigmentosum**

Nephritis Hypertonie Parästhesien, Akren Sehverlust Teleangiektasien
1 ♂ **Fabry-Syndrom**

Nephritis Mißgedeihen Erbrechen Polyurie Minderwuchs Rachitis
1 2 **Abderhalden-Fanconi-Syndrom**

Nephritis Urämie Urticaria, rezidivierende Hörverlust
2 **Muckle-Wells-Syndrom**

Nephritis Fieber Infektionen Mißgedeihen Windelfärbung, blaue
0 **Blue-Diaper-Syndrom**

Nephroblastome Hemihypertrophie
0 **Wilms-Tumor**

Nephrocalcinose Niereninsuffizienz Urämie Polyurie Polydipsie Erbrechen
0 **Oxalose-Syndrom**

Nephropathien Patellahypoplasie Nageldysplasie Radiusluxation
! **Nagel-Patella-Syndrom**

Nephropathie, chronische Infektionen Polyneuropathie Paresen
3 **Amyloidosen**

Nephropathie Myoklonusepilepsie, lichtinduzierte Hörverlust Diabetes mellitus
3 **Taubheit***

Netz- und Aderhautsklerose Sehverlust Hemeralopie
0 ♂ **Chorioideremie**

Neuralgien Kyphose, Brustwirbelsäule Wirbelsäulenversteifung
3 **Spondylitis ankylopoetica**

Neuralgien Haarausfall Anfälle Atrophie, Gesichtshälfte
3 **Hemiatrophia faciei**

Neurinome Café-au-lait-Flecken Neurofibrome Fibrome
1 **Neurofibramatose v. Recklinghausen**

Neurofibromatose, N.opticus-Bereich
1 **Neurofibromatose v. Recklinghausen***

Neurofibrome Fibrome Neurinome Café-au-lait-Flecke
1 **Neurofibromatose v. Recklinghausen**

Neuropathie Paresen Nephropathie, chronische Infektionen
3 **Amyloidosen**

Neuropathien Barbiturat-, Sulfonamidunverträglichkeit Abdominalschmerz
1 **Koproporphyrie, erbliche**

Neuropathie, periphere Caries Sehverlust Hörverlust Ataxie Myopie
! **Flynn-Aird-Syndrom**

Neutropenie Minderwuchs Steatorrhoe Diarrhoe Mißgedeihen Infektionen
0 **Shwachman-Syndrom**

Nierenagenesie Beckendysplasie Sympodie Analatresie
! † **Sirenomelie**

Nierena-, Dysgenesie Lungenhypoplasie CFD Wirbelmißbildungen
! † **Dysplasia renofacialis**

Nierenaplasie Claviculadysplasie Extremitätenmißbildungen Mikrophthalmie Herzfehler
! **Lenz-Syndrom**

Nierendysplasie Zwergwuchs Infektionen Thoraxdysplasie Dyspnoe Zyanose
! **Jeune-Syndrom**

Nierenfunktionsstörungen HSM Leberinsuffizienz Mißgedeihen Rachitis
0 **Tyrosinämie**

Nierenfunktionsstörungen Rachitis Krämpfe Urämie
! **Hypophosphatasie**

Nierenfunktionsstörungen Retardation Krämpfe Hörverlust Infektionen
0 **Hyperprolinämie**

Nierenhypoplasie Genitalhypoplasie Schwerhörigkeit CFD
! **Winter-Kohn-Mellman-Wagner-Syndrom**

Niereninfektionen Niereninsuffizienz Nierenkoliken Hämaturie Hypertonie
0 **Zystennieren, infantiler Typ**

Niereninfektionen Niereninsuffizienz, progrediente Hämaturie Hypertonie
1 **Zystennieren, medulläre**

Niereninfektionen Hypertonie Hämorrhagien Hämaturie Niereninsuffizienz
4 **Zystennieren, adulter Typ**

Niereninsuffizienz Amaurose Krämpfe Idiotie Ataxie
0 **Gangliosidose, generalisierte Typ II**

Niereninsuffizienz Hypertonie, portale Dyspepsie HSM Mißgedeihen
0 **Fibroangiomatose, angeborene, biliäre**

Niereninsuffizienz Infektionen Minderwuchs Mißgedeihen Ödeme
0 **Nephrotisches Syndrom**

Niereninsuffizienz Sehverlust Urämie Hörverlust
2 ♂ **Alport-Syndrom**

Niereninsuffizienz Urämie Polyurie Polydipsie Erbrechen Nephrocalcinose
0 **Oxalose-Syndrom**

Niereninsuffizienz, progrediente Urämie Polydipsie Polyurie Anämie
1 **Nephrophthise Fanconi**

Niereninsuffizienz Amaurose Krämpfe Hurler-Symptomatik HSM Idiotie
0 **Gangliosidose, generalisierte Typ I**

Niereninsuffizienz Niereninfektionen Hypertonie Hämorrhagien Hämaturie
4 **Zystennieren, adulter Typ**

Niereninsuffizienz Nierenkoliken Hämaturie Hypertonie Niereninfektionen
0 **Zystennieren, infantiler Typ**

Niereninsuffizienz, progrediente Hämaturie Hypertonie Niereninfektionen
1 **Zystennieren, medulläre**

Nierenkoliken Hämaturie Hypertonie Niereninfektionen Niereninsuffizienz
0 **Zystennieren, infantiler Typ**

Nierenkoliken Minderwuchs Nierensteine
1 **Cystinurie**

Nierensteine Arthritis Urinverfärbung Ochronose Osteoporose
3 **Alkaptonurie**

Nierensteine Arthritis, polytope Schmerzattacken Gelenkdeformationen
3 **Gicht**

Nierensteine Muskelschwäche Nephritis Gallensteine
2 **Xanthinurie**

Nierensteine Splenomagalie Anämie, hämolytische, progrediente
1 **Pyruvatkinase-Mangel-Syndrom**

Nierensteine Nierenkoliken Minderwuchs
1 **Cystinurie**

Nierensteine rezidivierende
1 **Hyperoxalurie**

Nystagmus Tagblindheit Farbenblindheit, totale
! **Farbenblindheit, totale**

Nystagmus Augenbrauenhypoplasie Albinismus Taubheit
! **Tietz-Syndrom**

Nystagmus Dysarthrie Ataxie Athetose Spastizität Retardation
0 1 **Pelizaeus-Merzbacher-Syndrom**

Nystagmus Fontanelle, große Tetraplegie Hydrozephalus Ataxie
! **Hydrozephalus bei Atresie des Foramen Magendie**

Nystagmus Hohlfuß Reflexanomalien Kyphoskoliose Demenz Ataxie
1 **Friedreich-Syndrom**

Nystagmus Oligophrenie Muskelhypotonie Fotosensibilität Ataxie
1 **Hartnup-Syndrom**

Nystagmus Pupillotonie Keratoconus Strabismus Blindheit
0 **Amaurosisis congenita, Typ Leber I und II**

Nystagmus Sehverlust Spasmen Anfälle Ataxie Hydrozephalus
0 **Hydrozephalus infolge Arnold-Chiarischer Mißbildung**

Nystagmus Sehverlust Ataxie Blasenschwäche Demenz Achromatopsie
1 **Behr-Syndrom**

Nystagmus Skotome Blausehschwäche Sehverlust, frühkindlicher
0 **Optikusatrophie***

Nystagmus Strabismus Katarakt Sehverlust Oligophrenie Mikrophthalmie
! **Katarakt***

Nystagmus Optikusatrophie Amaurose Strabismus
! ♂ **Leber-Syndrom**

Oberbauchbeschwerden Haarwachstumsstörungen Achylie Diarrhoe Anämie
2 **Perniziöse Anämie**

Oberbauchbeschwerden Bohnenunverträglichkeit Anämie, hämolytische Ikterus
1 ♂ **Glukose-6-Phosphat-Dehydrogenase-Mangel**

Oberlippenödem, rezidivierendes Struma Lidschwellung Blepharochalasis
1 **Ascher-Syndrom**

Oberlippenschwellung Lingua plicata Gesichtsschwellung Fazialisparese
2 **Melkersson-Rosenthal-Syndrom**

Obstruktion, intestinale
! **Jejunum-Atresie**

Ochronose Osteoporose Nierensteine Arthritis Urinverfärbung
3 **Alkaptonurie**

Ödeme Anämie Dyspepsie Mißgedeihen Malabsorption
0 **Trypsinogenmangel-Syndrom**

Ödeme Anämie Rachitis Malabsorption Mißgedeihen Diarrhoe
0 **Zöliakie**

Ödeme Emphysem Mekoniumileus Bronchitis Mißgedeihen Malabsorption
0 **Mukoviszidose**

Ödeme Kardiomegalie Dyspnoe Linkshypertrophie
0 **Endokardfibroelastose**

Ödeme Kopfschmerz Erbrechen Mißgedeihen Polyurie Adynamie
0 **Bartter-Syndrom**

Ödeme Niereninsuffizienz Infektionen Minderwuchs Mißgedeihen
0 **Nephrotisches Syndrom**

Ödeme Pleuraexsudate Nageldystrophie Fingernägel, gelbe
2 **Yellow-Nail-Syndrom**

Ödeme, Beine Ermüdbarkeit, schnelle
3 **Analbuminämie**

Ödeme, Füße Pterygium colli Amenorrhoe Haaransatz, tiefer Minderwuchs
! ♀ **Ullrich-Turner-Syndrom**

Ödeme, Gesicht Fazialisparese Oberlippenschwellung Lingua plicata
2 **Melkersson-Rosenthal-Syndrom**

Ödeme, rezidivierende, Atemwege, Gesicht, Genitale, Extremitäten
1 **Quincke-Syndrom**

Ödeme, Unterschenkel Lymphangitiden Minderwuchs Retardation
0 **Lymphödem, erbliches**

Odontome Polypose, Colon Atherome Lipome Osteome Meläna Fibrome
3 **Polyposis intestinalis III**

Ohrläppchenhyperplasie Schwerhörigkeit
! **Escher-Hirt-Syndrom**

Oligomenorrhoe Fertilitätsminderung Psychosen Dysmenorrhoe
2 ♀ **Triplo-X-Frauen**

Oligomenorrhoe Hirsutismus Sterilität Hypogenitalismus Amenorrhoe
2 ♀ **Stein-Leventhal-Syndrom**

Oligophrenie Brachymetacarpie Brachymetatarsie Minderwuchs
! **Brachydaktylie***

Oligophrenie Ichthyosis Diplegie Muskelatrophie Dysarthrie Sehverlust
0 **Sjögren-Larsson-Syndrom**

Oligophrenie Mikrozephalie Anfälle Tetraplegie, spastische
! ♂ **Paine-Syndrom**

Oligophrenie Minderwuchs Bewegungseinschränkung Brachyphalangie CFD
0 **Leri-Syndrom, Pleonosteosis**

Oligophrenie Minderwuchs Brachymetacarpie-4
1 **Osteodystrophia hereditaria Albright**

Oligophrenie Skotome Farbsehdefekte Sehverlust
1 **Stargardt-Syndrom**

Oligophrenie Anfälle Retardation Myoklonien
0 **Karnosinurie**

Oligophrenie Brachyzephalie Makroglossie Lidspalte, mongoloide
! **Down-Syndrom**

Oligophrenie Erbrechen Mikrozephalie Mißgedeihen Lethargie Krämpfe
0 **Hyperglyzinämie**

Oligophrenie Eunuchoidismus Hypogonadismus Ichthyosis Anfälle
0 **Rud-Syndrom**

Oligophrenie Glaukom Nävus flammeus, unilateraler Anfälle Hemiparesen
! **Sturge-Weber-Syndrom**

Oligophrenie Hochwuchs Linsenektopie Anfälle Retardation Thrombosen
0 **Homozystinurie**

Oligophrenie Hypogenitalismus Eunuchoidismus Anfälle Strabismus
! ♀ **Tetra-X-Frauen**

Oligophrenie Hypogonadismus Zwergwuchs Vogelkopf Mikrozephalie CFD
! **Vogelkopf-Zwergwuchs**

Oligophrenie Hypogonadismus Sterilität CFD Eunuchoidismus Hochwuchs
1 ♂ **XXXY-Männer**

Oligophrenie Hypopigmentierung Retardation Ekzeme Krämpfe
0 **Fölling-Syndrom**

Oligophrenie Kryptorchismus LKGS Hypospadie Hypertelorismus
! ♂ **Hypospadie***

Oligophrenie Kyphoskoliose Ataxie Katarakt Minderwuchs
! **Marinescu-Sjögren-Syndrom**

Oligophrenie Mikrophthalmie Nystagmus Strabismus Katarakt Sehverlust
! **Katarakt***

Oligophrenie Mikrozephalie Anfälle Erbrechen Retardation
0 **Citrullinurie-Syndrom**

Oligophrenie Minderwuchs Retardation Zahnanomalien Daumen, breite CFD
! **Rubinstein-Taybi-Syndrom**

Oligophrenie Minderwuchs Schwerhörigkeit CFD Schulterblatthochstand
! **Fara-Chlupackova-Hrivnakova-Syndrom**

Oligophrenie Pseudogliom Amaurose Bulbusatrophie Hörverlust
! ♂ **Norrie-Syndrom**

Oligophrenie Retardation Hyperkinesen Muskeldystonie Ataxie
0 **Kleinhirn-Hypoplasie**

Oligophrenie Retardation Minderwuchs Ptosis Hypogenitalismus CFD Syndaktylie
! **Smith-Lemli-Opitz-Syndrom**

Oligophrenie Retardation Selbstmutilation Choreoathetose Gicht
0 ♂ **Lesch-Nyhan-Syndrom**

Oligophrenie Retardation Kryptorchismus Katarakt Minderwuchs Muskelhypotonie
! ♂ **Lowe-Syndrom**

Oligophrenie Retardation Muskelschwäche Krämpfe Erbrechen Anämie
0 **Hyperlysinämie**

Oligophrenie Retardation Adipositas Hypogenitalismus Polydaktylie
! **Laurence-Moon-Biedl-Bardet-Syndrom**

Oligophrenie Sehverlust Hörverlust Retardation Zwergwuchs CFD Fotosensibilität
1 **Cockayne-Syndrom**

Oligophrenie Thrombopenie Retardation
0 **Cystathioninurie**

Oligophrenie Trichorrhexis Hepatomegalie Ataxie Krämpfe
0 **Argininbernsteinsäure-Syndrom**

Oligophrenie Verhaltensstörungen Anämie, hämolytische Splenomegalie
1 ♂ **Phosphoglyzeratkinase-Mangel**

Oligophrenie CFD Akrozephalie Syndaktylien Polysyndaktylie
! **Akrozephalosyndaktylie**

Oligophrenie Erbrechen Muskelhypotonie Retardation Sehverlust
0 **Hypervalinämie**

Oligophrenie Hautfurchung, Kopf
1 **Cutis verticis gyrata***

Oligophrenie Hautfurchung, Kopf Schilddrüsenaplasie
1 **Cutis verticis gyrata***

Oligophrenie Hypoglykämien Erbrechen Mißgedeihen Krämpfe
0 **Fruktose-Intoleranz**

Oligophrenie Kretinismus Struma Retardation Myxödem
1 **Hypothyreose**

Oligophrenie Minderwuchs CFD Retardation Muskelhypotonie
! **Deletions-Syndrome des Chromosoms Nr. 18**

Oligophrenie Sprachretardation Minderwuchs
1 **Histidinämie-Syndrom**

Oligophrenie Tremor Heißhunger Coma Anfälle
0 **Hypoglykämie**

Oligophrenie CFD Stimme, hohe Zwergwuchs Muskelhypotonie Kardiomyopathie
! **Mulibrey-Zwergwuchs**

Oligophrenie Hörverlust Retinopathie Muskelatrophie Sehverlust Retardation
! **Taubheit***

Oligophrenie Hörverlust Sehverlust HSM Pigmentierung, gelbe Kachexie
0 1 2 **Niemann-Pick-Syndrom**

Oligophrenie Hypogonadismus Hypoglykämie Muskelhypotonie Mißgedeihen Adipositas
! **Prader-Willi-Syndrom**

Oligophrenie Lethargie Ataxie Anfälle Erbrechen Retardation
0 **Hyperammonämie-Syndrom**

Oligophrenie Muskelhypotonie Fotosensibilität Ataxie Nystagmus
1 **Hartnup-Syndrom**

Oligophrenie Schwerhörigkeit Minderwuchs Hypogonadismus Mikrotie CFD
! **Mengel-Konigsmark-Berlin-Mc Kusick-Syndrom**

Oligophrenie Hypogonadismus Eunuchoidismus Gynäkomastie Hochwuchs
1 ♂ **Klinefelter-Syndrom**

Oligophrenie Minderwuchs CFD Retardation Muskelhypotonie Augenmißbildungen
! **Deletions-Syndrome des Chromosoms Nr. 18**

Ophthalmoplegie Ataxie Hohlfuß Demenz Kyphoskoliose
1 **Spino-cerebellare Ataxie mit Ophthalmoplegie**

Ophthalmoplegie Retinitis pigmentosa Reizleitungsstörung, Herz
2 **Kearns-Sayre-Syndrom**

Optikusatrophie Sehverlust Hörstörung Diabetes mellitus
1 **Barjon-Lestradet-Labange-Syndrom**

Optikusatrophie Amaurose Strabismus Nystagmus
! ♂ **Leber-Syndrom**

Ösophaguskarzinom Palmoplantarkeratose
1 **Keratosis palmaris et plantaris mit Ösophaguskarzinom**

Ösophagusstenose Augenläsionen Hyperhidrose Blasen Atrophie, Haut
0 **Epidermolysis bullosa**

Osteofibrose Pigmentierungsanomalien Pubertas praecox Knochenbrüchigkeit
1 **Albright-Syndrom**

Osteogenesis imperfecta Frakturen Hörverlust Otosklerose
1 **van der Hoeve-Syndrom**

Osteogenesis imperfecta Spinnenfingrigkeit Kontrakturen Kyphoskoliose
! **Beals-Hecht-Syndrom**

Osteolysen Zahnanomalien Frakturen Akroosteolysen Arthrochalasis
1 **Akroosteolyse, neurogene**

Osteolysen Ulcera Sequestrierung, Finger, Zehen Sensibilitätsstörungen
1 **Akroosteolyse, neurogene**

Osteomalazie Minderwuchs Rachitis
1 ♂ **Hypophosphatämie**

Osteomalazie Rachitis Minderwuchs Zahnschmelzdefekte Tetanie Muskelhypotonie
0 **Pseudomangelrachitis**

Osteome Meläna Fibrome Odontome Polypose, Colon Atherome Lipome
3 **Polyposis intestinalis III**

Osteomyelitis Osteosklerose Knochenbrüchigkeit Sehverlust
1 **Albers-Schönberg-Syndrom**

Osteopoikilose Nävi Pubertas praecox
1 **Osteopoikilose**

Osteopoikilose Fibrome Knochenbrüchigkeit Kyphose Knochenschmerz
1 **Buschke-Ollendorff-Syndrom**

Osteoporose CFD Ulcera Osteolysen, Füße Sensibilitätsstörungen
1 **Akroosteolyse, neurogene**

Osteoporose Nierensteine Arthritis Urinverfärbung Ochronose
3 **Alkaptonurie**

Osteoporose Amenorrhoe, primäre Infantilismus Eunuchoidismus
! „♀" **Gonadendysgenesie, reine**

Osteoporose HSM Lebercirrhose Minderwuchs Ikterus
0 **Glykogenose Typ IV**

Osteosklerose Knochenbrüchigkeit Sehverlust Osteomyelitis
1 **Albers-Schönberg-Syndrom**

Osteosklerose Sehverlust Knochenbrüchigkeit HSM Makrozephalie Hörverlust
! **Albers-Schönberg Syndrom**

Osteosklerose, streifige Bewegungseinschränkung, schmerzhafte unilaterale
2 **Leri-Syndrom, Melorheostosis**

Otosklerose Osteogenesis imperfecta Frakturen Hörverlust
1 **van-der-Hoeve-Syndrom**

Otosklerose Spondylolisthesis Skleren, blaue Cutis laxa Keratokonus
0 **Faltenhaut-Syndrom**

Oxyzephalie Polydaktylie Daumenendphalangen, gespaltene
! **Polydaktylie***

Pachyonychie Hypotrichose Pigmentierungsanomalien Palmoplantarkeratose
! **Jadassohn-Lewandowsky-Syndrom**

Pachyonychie Zahnanomalien Hypotrichose Hyperkeratosen
! ♂ **Ektodermale Dysplasie, anhidrotische**

Palmoplantarkeratose Basalzellepitheliome Kieferzysten Rippenanomalien
2 **Basalzellnaevus-Syndrom**

Palmoplantarkeratose Hypohidrose Nageldysplasie Hörverlust Talgdrüsenhypoplasie
1 **Helweg-Larsen-Syndrom**

Palmoplantakeratose Zahnverfärbung Hypohidrose Pigmentierungsanomalien
1 **Naegeli-Syndrom**

Palmoplantarkeratose Papeln, follikuläre Nageldystrophie
2 **Pityriasis rubra pilaris**

Palmoplantarkeratose Alopezie Hyperkeratosen, follikuläre
0 **Keratosis follicularis spinulosa decalvans cum ophiasi**

Palmoplantarkeratose Fotophobie Hauterscheinungen, herpetiforme Keratosen
1 **Keratosis palmoplantaris circumscripta**

Palmoplantarkeratose Hyperhidrose Zahnanomalien Paradontose
1 **Keratosis palmoplantaris mit Periodontopathie**

Palmoplantarkeratose Hypertrichose Schnürfurchen Nageldystrophie
0 **Mal de Meleda**

Palmoplantarkeratose Ösophaguskarzinom
1 **Keratosis palmaris et plantaris mit Osophaguskarzinom**

Palmoplantarkeratose Pachyonychie Hypotrichose Pigmentierungsanomalien
! **Jadassohn-Lewandowsky-Syndrom**

Palmoplantarkeratose, verrucöse, papulöse Hyperhidrose
2 **Akrokeratoelastoidosis**

Palmoplantarkeratose, papulöse
2 **Keratosis palmoplantaris papulosa**

Palmoplantarkeratose, schmerzhafte Nagelhyperplasie
0 **Keratosis palmoplantaris diffusa circumscripta**

Palmoplantarkeratose, übergreifende Hyperhidrose
1 **Greither-Syndrom**

Palmoplantarkeratose Kollodiumbaby Hyperkeratosen Erythrodermie
! **Ichthyosis congenita**

Pankreasinsuffizienz Abdominalkoliken, rezidivierende
1 **Pankreatitis, erbliche**

Pankreatitis Erbrechen Lipämie Koliken Fieber Xanthome HSM
2 **Hyperlipoproteinämie Typ I**

Panzytopenie Anämie, hämolytische Methämoglobinämie
0 **Glutathionreduktase-Mangel**

Papageienschnabelnase CFD Sehverlust Turmschädel Exophthalmus
! **Crouzon-Syndrom**

Papeln, follikuläre Nageldystrophie Palmoplantarkeratose
2 **Pityriasis rubra pilaris**

Papeln, follikuläre Extremitäten
2 **Kyrle-Syndrom**

Papeln, Haut Ichthyosis Basaliome
1 **Epidermodysplasia verruciformis**

Papeln, Haut, Gesicht
2 **Dermatosis papulosa nigra**

Papeln, hyperkeratotische, Extremitäten
1 **Akrokeratosis verruciformis (Hopf)**

Papeln, keratotische, Extremitäten
4 **Hyperkeratosis lenticularis perstans**

Papeln, Nase Prurigo, Nase Hypertrichose, Nase
1 **Granulosis rubra nasi**

Paradontose Palmoplantarkeratose Hyperhidrose Zahnanomalien
1 **Keratosis palmoplantaris mit Periodontopathie**

Paraplegie Retardation Fontanelle, große Hydrozephalus Daumenhypoplasie
! ♂ **Hydrozephalus infolge einer Aquäduktstenose**

Parästhesien Muskelatrophie Analgesie Arthropathie Atrophien
3 **Syringomyelie**

Parästhesien Bewegungen, unwillkürliche
2 **Akromelalgie**

Parästhesien Konstipation Koliken Erbrechen Paresen Reizbarkeit
3 **Porphyria acuta intermittens**

Parästhesien Muskelschwäche Pupillotonie Reflexanomalien
1 **Adie-Syndrom**

Parästhesien Myoklonien Storchenbeine Muskelschwäche, aufsteigende
1 **Muskelatrophie, neurale, Charcot-Marie-Tooth**

Parästhesien Paresen, Extremitäten Muskelatrophien, leichte Extremitäten
2 **Polyneuropathie, rezidivierende, familiäre**

Parästhesien Reflexanomalien Ataxie Gangstörungen Dysarthrie
3 **Cerebellare Ataxie, Typ Holmes**

Parästhesien Tonsillenhypertrophie, orange Splenomegalie
1 **Tangier-Syndrom**

Parästhesien, Akren Sehverlust Teleangiektasien Nephritis Hypertonie
1 ♂ **Fabry-Syndrom**

Parästhesien Paresen Ataxien Ichthyose Muskelatrophie Hemeralopie Hörverlust
2 **Refsum-Syndrom**

Paresen Akinese Muskelrigor Tremor Amimie Anfälle
5 **Parkinson-Syndrom**

Paresen Arthrosen Hyperostosen, Schädel Dyspnoe Sehverlust Hörverlust
0 **Pyle-Syndrom**

Paresen Ataxien Hörverlust Anfälle Infektionen Tremor Sehverlust
1 **Enzephalopathie, nekrotisierende**

Paresen Ataxien Ichthyose Muskelatrophie Hemeralopie Hörverlust Parästhesien
2 **Refsum-Syndrom**

Paresen Nephropathie, chronische Infektionen Polyneuropathien
3 **Amyloidosen**

Paresen Reizbarkeit Unruhe Parästhesien Konstipation Koliken Erbrechen
3 **Porphyria acuta intermittens**

Paresen Rigor Tremor Anfälle Demenz Hyperkinesen
2 **Fahr-Syndrom**

Paresen Sehverlust Hörverlust Hemiatrophia faciei Amimie
! **Fazialisparese, angeborene**

Paresen, Extremitäten Muskelatrophien, leichte, Extremitäten Parästhesien
2 **Polyneuropathie, rezidivierende, familiäre**

Paresen, Hirnnerven Dysphagie Dysarthrie Dyspnoe Abduzensähmung
1 **Bulbärparalyse, progressive, infantile**

Patellahypoplasie Nageldysplasien Radiusluxationen Nephropathien
! **Nagel-Patella-Syndrom**

Patellaluxationen
1 **Gelenke-Schlaffheit***

Patellaluxationen Subluxationen Luxationen CFD Brachytelephalangie
! **Larsen-Syndrom**

Penisabknickung
4 **De la Peyronie-Syndrom**

Periodontopathien Infektionen, rezidivierende Gingivitiden
1 **Neutropenie, chronische, familiäre, gutartige**

Peromelie Retrognathie Minderwuchs CFD Mikrozephalie Vogelgesicht
! **Hanhart-Syndrom II**

Persönlichkeitsverfall Antriebsarmut Dysarthrie
5 **Pick-Syndrom**

Petechien Epistaxis Menorrhagien Splenomegalie Diathese, hämorrhagische
1 **Purpura idiopathische, thrombozytopenische**

Petechien Epistaxis Diathesen, hämorrhagische, posttraumatische
0 **Thrombasthenie, erbliche**

Petechien Glaukom Muskelhypotonie HSM Anfälle Retardation CFD
! **Cerebro-Hepato-Renales Syndrom (Zellweger)**

Petechien Meläna Epistaxis Ekzem, atopisches Infektionen Thrombopenie
1 ♂ **Wiskott-Aldrich-Sybdrom**

Phokomelie Diathesen, hämorrhagische Thrombozytopenie
0 **Thrombopenie-Syndrom, kongenitales**

Phokomelie Skelettdysplasien, multiple Mikromelie
! **Pseudothalidomid-Syndrom**

Pigmentierung, gelbe Kachexie Oligophrenie Hörverlust Sehverlust HSM
0 1 2 **Niemann-Pick-Syndrom**

Pigmentierungsanomalien Hautblasen
1 **Pemphigus chronicus benignus familiaris**

Pigmentierungsanomalien Sehverlust Skotome Farbsehschwäche
! **Makuladegeneration, familiäre**

Pigmentierungsanomalien, streifenförmige Zahnanomalien Myopie Strabismus Retardation
1 **Incontinentia pigmenti achromians Ito**

Pigmentierungsanomalien, fleckförmige
2 **Vitiligo**

Pigmentierungsanomalien Polypose, Nase, gastrointestinale Ileus Meläna
1 **Polyposis intestinalis II**

Pigmentierungsanomalien Palmoplantarkeratose Zahnverfärbung Hypohydrose
1 **Naegeli-Syndrom**

Pigmentierungsanomalien Palmoplantarkeratose Pachyonychie Hypotrichose
! **Jadassohn-Lewandowsky-Syndrom**

Pigmentierungsanomalien Blasen Alopezie Exantheme Zahnanomalien
0 ♀ **Bloch-Sulzberger-Syndrom**

Pigmentierungsanomalien Hämangiome Chondrome Gangstörungen Knochendysplasien
! **Knochenchondromatose**

Pigmentierungsanomalien Minderwuchs Daumendysplasie Anämie, makrozytäre
! **Fanconi-Anämie**

Pigmentierungsanomalien Pubertas praecox Knochenbrüchigkeit Osteofibrose
1 **Albright-Syndrom**

Pigmentierungsanomalien Polyposis intestinalis Malabsorption Nageldystrophie
1 **Cronkhite-Canada-Syndrom**

Pigmentmangel, Auge Sehschärfe, vermindert Sehverlust
! ♂ **Albinismus, partieller**

Pili torti Hörverlust
0 **Pili torti***

Pili torti Schwerhörigkeit
0 **Björnstad-Syndrom**

Platyonychie Distichiasis Mikroblepharie Lagophthalmus
! **Distichiasis***

Platyspondylie Analhautfalte Zwergwuchs Kyphoskoliose Metatropie
! **Zwergwuchs, metatropischer**

Platyspondylie Arthrosen Augenfehler Minderwuchs Ganganomalien
! **Dysplasia spondylo-epiphysaria congenita**

Platyspondylie Bewegungseinschränkung Kyphose Minderwuchs
1 ♂ **Dysplasia spondylo-epiphysaria tarda**

Platyspondylie Infektionen Retardation Wasserspeiergesicht
0 **Aspartylglukosaminurie**

Platyspondylie Skoliose Zwergwuchs Lordose Ganganomalien
1 **Dysplasia spondylo-epiphysaria, pseudoachondroplastische**

Pleuraexsudate Nageldystrophie Fingernägel, gelbe Ödeme
2 **Yellow-Nail-Syndrom**

Poikilodermie Tränenträufeln Nageldystrophie Hyperkeratosen Purpura
1 ♂ **Zinsser-Engman-Cole-Syndrom**

Polydaktylie Kamptodaktylie Syndaktylie Vagina septa Urininkontinenz
! **Kamptodaktylie***

Polydaktylie Zungenlappung Hörverlust CFD Frenulahypertrophie Zahnanomalie
! **Mohr-Syndrom**

Polydaktylie Anus imperforatus
! **Polydaktylie***

Polydaktylie Daumenendphalangen, gespalten Oxyzephalie
! **Polydaktylie***

Polydaktylie Kryptophthalmie LKGS CFD Meningozele Zystennieren
! † **Meckel-Syndrom**

Polydaktylie Mikromelie Genitaldysplasie
! **Mohr-Syndrom**

Polydaktylie Genitalanomalien CFD Taubheit Mikrophthalmus Gaumenspalte
! **Ullrich-Feichtiger-Syndrom**

Polydaktylie Retardation LKGS Kolobom Mikrophthalmie Taubheit
! **Pätau-Syndrom**

Polydaktylie Minderwuchs Mikrognathie CFD Retardation Ekzem
1 **Dubowitz-Syndrom**

Polydaktylie Oligophrenie Retardation Adipositas Hypogenitalismus
! **Laurence-Moon-Biedl-Bardet-Syndrom**

Polydaktylie Thoraxdystrophie LKGS Lungenhypoplasie Zwergwuchs Brachymelie
! † **Thoraxdystrophie-Polydaktylie-Syndrom**

Polydaktylie, postaxiale Nageldysplasie Zahnanomalien Exostosen Minderwuchs
! **Ellis-van-Creveld-Syndrom**

Polydipsie Erbrechen Nephrocalcinose Niereninsuffizienz Urämie Polyurie
0 **Oxalose-Syndrom**

Polydipsie Polyurie Fieber Erbrechen
1 3 **De-Toni-Debre-Fanconi-Syndrom**

Polydipsie Polyurie Abgeschlagenheit Saccharidintoleranz
1 **Diabetes mellitus**

Polydipsie Polyurie Anämie Niereninsuffizienz, progrediente Urämie
1 **Nephrophthise Fanconi**

Polydipsie Polyurie Erbrechen Mißgedeihen Retardation Fieber
0 **Diabetes insipidus renalis**

Polydipsie Polyurie Fieber Exsiccose Retardation
0 **Diabetes insipidus renalis**

Polylymphadenomatose Pruritus
3 **Lymphogranulomatose**

Polypose, Colon Adenocarcinome Meläna
2 **Polyposis intestinalis I**

Polypose, Colon Atherome Lipome Osteome Meläna Fibrome Odontome
3 **Polyposis intestinalis III**

Polypose, Nase, gastrointestinale Ileus Meläna Pigmentierungsanomalien
1 **Polyposis intestinalis II** •

Polyposis nasi Situs inversus Bronchiektasien Dextrokardie Infektionen
! **Kartagener-Syndrom**

Polyposis intestinalis Malabsorption Nageldystrophie Pigmentierungsanomalien
1 **Cronkhite-Canada-Syndrom**

Polysyndaktylien Oligophrenie CFD Akrozephalie Syndaktylie
! **Akrozephalosyndaktylie**

Polyurie Fieber Erbrechen Polydipsie
1 3 **De-Toni-Debre-Fanconi-Syndrom**

Polyurie Abgeschlagenheit Saccharidintoleranz Polydipsie
1 **Diabetes mellitus**

Polyurie Adynamie Ödeme Kopfschmerz Erbrechen Mißgedeihen
0 **Bartter-Syndrom**

Polyurie Anämie Niereninsuffizienz, progrediente Urämie Polydipsie
1 **Nephrophthise Fanconi**

Polyurie Erbrechen Mißgedeihen Retardation Fieber Polydipsie
0 **Diabetes insipidus renalis**

Polyurie Exsiccose Rachitis Dystrophie Erbrechen Fieber
1 **Azidose, renale, tubuläre II**

Polyurie Fieber Exsiccose Retardation Polydipsie
0 **Diabetes insipidus renalis**

Polyurie Minderwuchs Rachitis Nephritis Mißgedeihen Erbrechen
1 2 **Abderhalden-Fanconi-Syndrom**

Polyurie Polydipsie Erbrechen Nephrocalcinose Niereninsuffizienz Urämie
0 **Oxalose-Syndrom**

Polyzythämie Rötung, Haut, Schleimhaut
0 **Polycythaemia benigna**

Polyzythämie Apoplexien Herzfunktionsstörungen Rötung, Haut, Schleimhaut
1 **Polycythaemia rubra vera**

Polyzythämie Sulfonamidunverträglichkeit Anämie, hämolytische
1 **Hämoglobin Zürich**

Polyzythämie Anämie, hämolytische
1 **Hämoglobine, abnormale**

Präaurikularanhänge Gesichtshemihypoplasie Wirbelanomalien Dermoide, epibulbäre
! **Okulo-Aurikulo-Vertebrale Dysplasie**

Präaurikularfisteln Halsfisteln Hörverlust
1 **Schwerhörigkeit und Präaurikularfisteln***

Präaurikularfisteln Halsfisteln Schwerhörigkeit
1 **Schwerhörigkeit und Präaurikularfisteln***

Prognathie Hörverlust Hernien Kontrakturen HSM Hornhautdystrophie
0 **Mukopolysaccharidose Typ V**

Prurigo Blasen, Haut, Schleimhaut Nageldysplasie Hyperhidrose
1 **Epidermolysis bullosa**

Prurigo Dermatose, papulöse Nageldystrophie
0 **Keratosis follicularis Darier**

Prurigo Erytheme Hyperkeratosen
0 **Erythrokeratodermia figurata variabilis**

Prurigo, Nase Hypertrichose, Nase Papeln, Nase
1 **Granulosis rubra nasi**

Pruritus Polylymphadenomatose
3 **Lymphogranulomatose**

Pruritus Depressionen Fettwülste, multiple, schmerzhafte
4 **Dercum-Syndrom**

Pruritus Hypotrichose Ichthyose Allergien Urticaria Trichorrhexis
1 **Netherton-Syndrom**

Pruritus Rachitis Mißgedeihen Malabsorption Hypertonie Ikterus
1 **Gallengang-Aplasie, intrahepatische**

Pruritus Überpigmentierung Hämorrhagien Kopfschmerz Urticaria
1 2 **Urticaria pigmentosa**

Pseudogliom Amaurose Bulbusatrophie Hörverlust Oligophrenie
! ♂ **Norrie-Syndrom**

Pseudohermaphroditismus Hypogonadismus Pubertas praecox Salzverlust Intersex
! **Adrenogenitale Syndrome**

Pseudoobstipation Exsiccose Erbrechen, pylorisches Mißgedeihen
! **Pylorusstenose, angeborene**

Pseudoxanthome Hautatrophie Sehverlust Angina pectoris Purpura
1 **Pseudoxanthoma elasticum**

Psychosen Dysmenorrhoe Oligomenorrhoe Fertilitätsminderung
2 ♀ **Triplo-X-Frauen**

Psychosen Demenz Hyperkinesen Gangstörungen Dysarthrie
4 **Huntington-Syndrom**

Pterygium colli Amenorrhoe Haaransatz, tiefer Minderwuchs Ödeme, Füße
! ♀ **Ullrich-Turner-Syndrom**

Pterygium colli Minderwuchs Cubitus valgus Hypogonadismus CFD
! **Noonan-Syndrom**

Pterygium colli Minderwuchs Retardation CFD Brachytelephalangie Nageldystrophie Mikrozephalie
! **Hydantoin-Syndrom**

Ptosis Pupillotonie Miosis Strabismus Augenbewegungsstörungen
1 **Ophthalmoplegie**

Ptosis Bewegungsstörung, Augen Amimie Dysphagie Muskelschwäche, faziale
2 **Myopathie, okuläre**

Ptosis CFD, mongoloide Scheitelbeinöffnungen
! **Foramina parietalia permagna***

Ptosis Heterochromie Anhidrose Miosis Enophthalmus
0 **Horner-Syndrom**

Ptosis Hypogenitalismus CFD Syndaktylie Oligophrenie Retardation Minderwuchs
! **Smith-Lemli-Opitz-Syndrom**

Ptosis Katarakt Myotonien Dysarthrie Muskelatrophie, absteigende
2 **Dystrophia myotonica**

Pubertas praecox Osteopoikilose Nävi
1 **Osteopoikilose**

Pubertas praecox Knochenbrüchigkeit Osteofibrose Pigmentierungs-anomalien
1 **Albright-Syndrom**

Pubertas praecox Retardation Zwergwuchs Asymmetrie CFD Skoliose
! **Silver-Syndrom**

Pubertas praecox Wachstumsbeschleunigung Minderwuchs
1 ♂ **Pubertas präcox**

Pubertas praecox Salzverlust Intersex Pseudohermaphroditismus Hypogonadismus
! **Adrenogenitale Syndrome**

Pubertas tarda Zwergwuchs
0 **Zwergwuchs-Syndrom, hypophysäres**

Pulmonalstenose Cariesneigung Zyanose Asphyxie Minderwuchs
! **Fallot-Syndrom**

Pupillotonie Keratoconus Strabismus Blindheit Nystagmus
0 **Amaurosis congenita, Typ Leber I und II**

Pupillotonie Miosis
! **Mikrokorie**

Pupillotonie Miosis Strabismus Augenbewegungsstörung Ptosis
1 **Ophthalmoplegie**

Pupillotonie Reflexanomalien Parästhesien Muskelschwäche
1 **Adie-Syndrom**

Purpura Diathese, hämorrhagische Epistaxis Schleimhautblutungen Menorrhagien
1 ♀ **Purpura simplex**

Purpura Fieber HSM Dyspnoe Knochendestruktion Lymphknoten-schwellung
1 **Abt-Letterer-Siwe-Syndrom**

Purpura Poikilodermie Tränenträufeln Nageldystrophie Hyper-keratosen
1 ♂ **Zinsser-Engman-Cole-Syndrom**

Purpura Pseudoxanthome Hautatrophie Sehverlust Angina pectoris
1 **Pseudoxanthoma elasticum**

Quadriplegie Diplegie Spastizität Spitzfuß Athetose Dysarthrie
0 **Little-Syndrom**

Rachitis Malabsorption Mißgedeihen Diarrhoe Ödeme Anämie
0 **Zöliakie**

Rachitis Dystrophie Erbrechen Fieber Polyurie Exsiccose
0 **Azidose, renale, tubuläre I**

Rachitis Ganganomalien Arthrosen Minderwuchs Coxa vara
0 **Metaphysäre Chondrodysplasie Typ Schmid**

Rachitis Krämpfe Urämie Nierenfunktionsstörungen
! **Hypophosphatasie**

Rachitis Minderwuchs Zahnschmelzdefekte Tetanie Muskelhypotonie Osteomalazie
0 **Pseudomangelrachitis**

Rachitis Minderwuchs Arthrosen Retardation
1 **Metaphysäre Chondrodysplasie Typ Jansen**

Rachitis Mißgedeihen Malabsorption Hypertonie Ikterus Pruritus
1 **Gallengang-Aplasie, intrahepatische**

Rachitis Nephritis Mißgedeihen Erbrechen Polyurie Minderwuchs
1 2 **Abderhalden-Fanconi-Syndrom**

Rachitis Nierenfunktionsstörungen HSM Leberinsuffizienz Mißgedeihen
0 **Tyrosinämie**

Rachitis Osteomalazie Minderwuchs
1 ♂ **Hypophosphatämie**

Rachitis Zahnverlust Frakturen
1 **Hypophosphatasie**

Radiusaplasie Klumphand Thrombopenie Diathesen, hämorrhagische
! **Thrombopenie-Syndrom, kongenitales**

Radiusdysplasie Klumphand Thrombopenie Diathesen, hämorrhagische
! **Thrombopenie-Syndrom, kongenitales**

Radiusdysplasien Daumenanomalien Klumphand Ventrikelseptumdefekt
! **Radius-Defekte***

Radiusluxation Nephropathien Patellahypoplasie Nageldysplasie
! **Nagel-Patella-Syndrom**

Recto-Vaginal-Fistel Ileus, Säugling
! **Anus imperforatus**

Reflexanomalien Mikrozephalie Epilepsie Tetraplegie
! **Mikrozephalie***

Reflexanomalien Muskelatrophie Hohlfuß Skoliose Ataxie
1 **Roussy-Levy-Syndrom**

Reflexanomalien Parästhesien Muskelschwäche Pupillotonie
1 **Adie-Syndrom**

Reflexanomalien Ataxie Gangstörungen Dysarthrie Parästhesien
3 **Cerebellare Ataxie, Typ Holmes**

Reflexanomalien Gehbeschwerden Spastizität Kontrakturen Hohlfuß
1 **Spinalparalyse, spastische**

Reflexanomalien Retinadegeneration Augenbewegungsstörungen Myopie
1 **Ophthalmoplegie**

Reflexanomalien Spastizität Retardation Sehverlust Hörverlust Spastizität
1 **Seitelberger-Syndrom**

Reizbarkeit Unruhe Parästhesien Konstipation Koliken Erbrechen
3 **Porphyria acuta intermittens**

Reizleitungsstörung, Herz Ophthalmoplegie Retinitis pigmentosa
2 **Kearns-Sayre-Syndrom**

Retardation Ekzeme Polydaktylie Minderwuchs Mikrognathie CFD
1 **Dubowitz-Syndrom**

Retardation Krämpfe Hörverlust Infektionen Nierenfunktionsstörungen
1 **Hyperprolinämie-Syndrom**

Retardation Oligophrenie Lethargie Ataxie Anfälle Erbrechen
0 **Hyperammonämie-Syndrom**

Retardation Tibia-, Fibulaverbiegung Beckendysplasie Zwergwuchs
! **Weismann-Netter-Syndrom**

Retardation Trichorrhexis Hypothermie Infektionen Ataxie Minderwuchs
0 ♂ **Menkes-Syndrom**

Retardation Anämie, normozytäre Hypogonadismus Hypertelorismus
1 **Diamond-Blackfan-Syndrom**

Retardation Epiphysendeformation, Phalangen Zwergwuchs CFD
1 **Dysostosen, periphäre**

Retardation Erbrechen Mißgedeihen Lethargie Dyspnoe Azidose
0 **Methylmalonazidurie**

Retardation Ödeme, Unterschenkel Lymphangitiden Minderwuchs
0 **Lymphödem, erbliches**

Retardation Rachitis Minderwuchs Arthrosen
1 **Metaphysäre Chondrodysplasie Typ Jansen**

Retardation Gaumenspalte Blepharophimose Mikrostomie CFD Mikrozephalie
! **Alkohol-Syndrom, fetales**

Retardation Pigmentierungsanomalien, streifenförmige Zahnanomalien Myopie Strabismus
1 **Incontinentia pigmenti achromians Ito**

Retardation Wasserspeiergesicht HSM Hernien Hörverlust Minderwuchs
1 ♂ **Mukopolysaccharidose Typ II**

Retardation Zwergwuchs Asymmetrie CFD Skoliose Pubertas praecox
! **Silver-Syndrom**

Retardation Anfälle Tetraplegie CFD Zwergwuchs
! **Coffin-Syndrom**

Retardation Anhidrose Selbstmutilationen Fieberschübe
1 **Neuropathie, sensorische, mit Anhidrosis**

Retardation Ataxie Tetraplegie Sehverlust Anfälle Demenz
0 **Gangliosidose, generalisierte Typ II**

Retardation Enthirnungsstarre Spastizität Hyperkinesen Anfälle
1 **Alpers-Syndrom**

Retardation Fieber Polydipsie Polyurie Erbrechen Mißgedeihen
0 **Diabetes insipidus renalis**

Retardation Hyperkinesen Muskeldystonie Ataxie Oligophrenie
0 **Kleinhirn-Hypoplasie**

Retardation Infektionen Anämie, hypochrome Minderwuchs
0 **Orotazidurie**

Retardation Muskelhypotonie Augenmißbildungen Oligophrenie Minderwuchs
! **Deletions-Syndrome des Chromosoms Nr. 18**

Retardation Muskelhypotonie Caries Oligophrenie Minderwuchs
! **Deletions-Syndrome des Chromosoms Nr. 18**

Retardation Muskelhypotonie CFD Mikrozephalie Hypospadie Minderwuchs
! **Deletions-Syndrom des kurzen Armes eines Chromosoms Nr. 4**

Retardation Muskelschwäche Ataxie Anfälle Hörverlust Hurler-Symptomatik
1 **Mukolipidose I**

Retardation Oligophrenie Mikrozephalie Anfälle Erbrechen
0 **Citrullinurie-Syndrom**

Retardation CFD Brachytelephalangie Nageldystrophie Mikrozephalie Pterygium colli Minderwuchs
! **Hydantoin-Syndrom**

Retardation Oligophrenie Kretinismus Struma, Myxödem
1 **Hypothyreose**

Retardation Schreien, katzenartiges Minderwuchs CFD Hypertelorismus
! **Cri-du-chat-Syndrom**

Retardation Sehverlust Hemeralopie Retinitis pigmentosa Ataxie
1 **Retinitis pigmentosa***

Retardation Skelettdysplasien, multiple Mikrophthalmie Zahnanomalien
! **Mikrophthalmie***

Retardation Tetraplegie Tremor Hurler-Symptomatik Hyperhidrose
1 **Fukosidose**

Retardation Wasserspeiergesicht Platyspondylie Infektionen
1 **Aspartylglukosaminurie**

Retardation Zahnanomalien Daumen, breite CFD Oligophrenie Minderwuchs
! **Rubinstein-Taybi-Syndrom**

Retardation Ataxie Krämpfe Ausfallserscheinungen, neurologische
0 **Corpus-callosum-Agenesie**

Retardation Ekzeme Krämpfe Oligophrenie Hypopigmentierung
0 **Fölling-Syndrom**

Retardation Minderwuchs CFD Hirsutismus Hypergenitalismus
! **Leprechaunismus**

Retardation Myoklonien Oligophrenie Anfälle
0 **Karnosinurie**

Retardation Oligophrenie Thrombopenie
0 **Cystathioninurie**

Retardation Polydipsie Polyurie Fieber Exsiccose
0 **Diabetes insipidus renalis**

Retardation Sehverlust Hörverlust Spastizität Reflexanomalien
1 **Seitelberger-Syndrom**

Retardation LKGS Kolobom Mikrophthalmie Taubheit Hexadaktylie
! **Pätau-Syndrom**

Retardation Hypotelorismus Krämpfe CFD LKGS Zyklopie Mikrozephalie
! **Holoprosenzephalie***

Retardation CFD Mikrostomie Cutis laxa Hornhauttrübung Muskelschwäche Minderwuchs
! **De Barsi-Syndrom**

Retardation Synophrys CFD Daumenansatz, proximaler Minderwuchs Mikrozephalus
! **Cornelia-de Lange-Syndrom**

Retardation CFD Krämpfe Trigonozephalie Mikrozephalie Hypotelorismus
! **Holoprosenzephalie***

Retardation Heiserkeit Keratosen Schleimhautveränderungen Anfälle Zahnanomalien
0 **Lipoidproteinose**

Retardation Minderwuchs Ptosis Hypogenitalismus CFD Syndaktylie Oligophrenie
! **Smith-Lemli-Opitz-Syndrom**

Retardation Selbstmutilation Choreoathetose Gicht Spastizität Oligophrenie
0 ♂ **Lesch-Nyhan-Syndrom**

Retardation Tremor Nystagmus Dysarthrie Ataxie Athetose Spastizität
0 1 **Pelizaeus-Merzbacher-Syndrom**

Retardation Aortenstenose, supravuläre Mikrodontie Stimme, tiefe CFD
! **Aortenstenose, supravalvuläre, isolierte***

Retardation CFD Petechien Glaukom Muskelhypotonie HSM Anfälle
! **Cerebro-Hepato-Renales Syndrom (Zellweger)**

Retardation CFD Zahnanomalien Hörverlust Thoraxdysplasie Brachydaktylie Minderwuchs
! ♂ **Oto-Palato-Digitales Syndrom**

Retardation Choreoathetose Ataxie Dysarthrie Teleangiektasie Infektionen
0 **Louis-Bar-Syndrom**

Retardation Demenz Infektionen Viszeromegalie Hypertrichose
1 **Mukopolysaccharidose Typ III**

Retardation Fontanelle, große Hydrozephalus Daumenhypoplasie Paraplegie
! ♂ **Hydrozephalus infolge einer Aquäduktstenose**

Retardation Hörverlust Spastizität Krämpfe Sehverlust Enthirnungsstarre
0 **Krabbe-Syndrom**

Retardation Kryptorchismus Katarakt Minderwuchs Muskelhypotonie Oligophrenie
! ♂ **Lowe-Syndrom**

Retardation Muskelschwäche Krämpfe Erbrechen Anämie Oligophrenie
0 **Hyperlysinämie**

Retardation Oligophrenie Hörverlust Retinopathie Muskelatrophie Sehverlust
! **Taubheit***

Retardation Oligophrenie Schwerhörigkeit Minderwuchs Hypogonadismus Mikrotie
! **Mengel-Konigsmark-Berlin-Mc Kusick-Syndrom**

Retardation Sehverlust Oligophrenie Erbrechen Muskelhypotonie
0 **Hypervalinämie**

Retardation Adipositas Hypogenitalismus Polydaktylie Oligophrenie
! **Laurence-Moon-Biedl-Bardet-Syndrom**

Retardation Erbrechen Coma Infektionen Körpergeruch, Isovaleriansäure
0 **Isovalerianazidämie**

Retardation Gingivahyperplasie Hurler-Symptomatik HSM Anfälle Minderwuchs
! **I-Zellen-Krankheit**

Retardation Mißgedeihen Hypoglykämien Katarakt Ikterus Erbrechen
! **Galaktosämie-Syndrom II**

Retardation Sprachverfall Dezebration Ataxie Muskelhypotonie Krämpfe
1 **Greenfield-Syndrom**

Retardation Thrombosen Oligophrenie Hochwuchs Linsenektopie Anfälle
0 **Homozystinurie**

Retardation Zwergwuchs CFD Fotosensibilität Oligophrenie Sehverlust Hörverlust
! **Cockayne-Syndrom**

Retinaangiome Kopfschmerz Zysten, Pankreas Hämangioblastom
! **v.-Hippel-Lindau-Syndrom**

Retinadegeneration Augenbewegungsstörungen Myopie Reflexanomalien
1 **Ophthalmoplegie**

Retinadegeneration Hemeralopie Glaskörperdegeneration Sehverlust
1 **Hyaloideo-retinale Degeneration**

Retinadegeneration Mikrophthalmie Makrophakie Sehverlust Zahnanomalien
! **Mikrophthalmie***

Retinitis Sehverlust Ataxie Steatorrhoe Tremor Akanthozytose
0 **Abetalipoproteinämie**

Retinitis pigmentosa Reizleitungsstörung, Herz Ophthalmoplegie
2 **Kearns-Sayre-Syndrom**

Retinitis pigmentosa Sehverlust Taubheit
0 **Usher-Syndrom**

Retinitis pigmentosa Ataxie Taubheit Sehverlust
0 **Usher-Syndrom***

Retinitis pigmentosa Ataxie Retardation Sehverlust Hemeralopie
1 **Retinitis pigmentosa***

Retinitis pigmentosa Muskeldystrophie Taubheit Sehverlust
0 **Usher-Syndrom***

Retinitis pigmentosa Sehverlust Schwerhörigkeit Diplegie
! **Taubheit***

Retinitis pigmentosa Diabetes mellitus Adipositas Taubheit Sehverlust
0 **Usher-Syndrom***

Retinopathie Muskelatrophie Sehverlust Retardation Oligophrenie Hörverlust
! **Taubheit***

Retinopathie Anämie, hämolytische Lymphknotenschwellung HSM Embolien
1 **Sichelzell-Anämie**

Retinoschisis Glaukom Sehverlust Skotome Myopie Katarakt
1 **Hyaloideo-retinale Degeneration**

Retinoschisis Sehverlust Hörverlust Arthrosen, schmerzhafte Gaumenspalte
1 **Stickler-Syndrom**

Retrognathie Arthrochalasis Spinnenfingrigkeit
! **Achard-Syndrom**

Retrognathie Minderwuchs CFD Mikrozephalie Vogelgesicht Peromelie
! **Hanhart-Syndrom II**

Retromikrognathie Gaumenspalte Glossoptosis Mikrogenie
! **Pierre-Robin-Syndrom**

Rheumaschmerz Endokarditis Erythema annulare Fieber Gelenkeschmerz
2 **Rheumatismus verus**

Rheumaschmerz Extremitätenverkrümmung Hyperostosen Sehverlust
5 **Paget-Syndrom**

Rh-Rezeptoren, Fehlen Anämie, hämolytische Ikterus
1 **Rh-null-Krankheit**

Riesenwuchs, unilateral
! **Hemihypertrophie**

Riesenwuchs, unilateraler, Gesicht Strabismus Hemihypertrophia faciei
! **Hemihypertrophie***

Rippenanomalien Palmoplantarkeratosen Basalzellepitheliome Kieferzysten
2 **Basalzellnaevus-Syndrom**

Rötung, Haut, Schleimhaut Polyzythämie
0 **Polycythaemia benigna**

Rötung, Haut, Schleimhaut Polyzythämie Apoplexien Herzfunktionsstörungen
1 **Polycythaemia rubra vera**

Rumpf-, Schädelskelett, normal Extremitätenhypoplasie
! **Achondrogenesis**

Saccharidintoleranz Polydipsie Polyurie Abgeschlagenheit
1 **Diabetes mellitus**

Saccharoseunverträglichkeit Diarrhoe Mißgedeihen
0 **Saccharose-Isomaltose-Intoleranz**

Salzverlust Erbrechen Fieber Mißgedeihen
0 **Hypoaldosteronismus**

Salzverlust Hypotonie Mißgedeihen Erbrechen Hyperpigmentierung
0 **Nebenniereninsuffizienz, angeborene**

Salzverlust Intersex Pseudohermaphroditismus Hypogonadismus Pubertas praecox
! **Adrenogenitale Syndrome**

Sattelnase Infantilismus Minderwuchs Adontie LKGS Hypodontie
! **Lippen-Kiefer-Gaumen-Spalte mit Unterlippenfisteln***

Scheitelbeinöffnungen
! **Foramina parietalia permagna**

Scheitelbeinöffnungen Ptosis CFD, mongoloide
! **Foramina parietalia permagna***

Schiefhals Wirbelanomalien Schulterblatthochstand Kyphoskoliose
! **Schulterblatt-Hochstand**

Schilddrüsenaplasie Oligophrenie Hautfurchung, Kopf
1 **Cutis verticis gyrata***

Schlafanfälle Halluzinationen Muskelhypotonie, kataplektische
2 **Narkolepsie**

Schleimhautblutungen Anämie Infektionen Kräfteverfall Frakturen
2 **Plasmozytom**

Schleimhautblutungen Meläna Diathesen, hämorrhagische Epistaxis
! **Afibrinogenämie**

Schleimhautblutungen Menorrhagien Purpura Diathese, hämorrhagische
1 ♀ **Purpura simplex**

Schleimhautentzündungen Exantheme Urethritis Konjunktivitis Fieber
2 **Reiter-Syndrom**

Schleimhauttrockenheit Achylie Hypohidrose Xerodermie Arteriitis
0 **Sjögren-Syndrom**

Schleimhautveränderungen Anfälle Zahnanomalien Retardation Heiserkeit Keratosen
0 **Lipoidproteinose**

Schmerzattacken Gelenkdeformationen Nierensteine Arthritis, polytope
3 **Gicht**

Schnürfurchen Nageldystrophie Palmoplantarkeratose Hypertrichose
0 **Mal de Meleda**

Schnürfurchen, Finger Schwerhörigkeit Keratopachydermie
1 **Nockemann-Syndrom**

Schreien, katzenartiges Minderwuchs CFD Hypertelorismus Retardation
! **Cri-du-chat-Syndrom**

Schulterblattanomalien Oligophrenie Minderwuchs CFD Schwerhörigkeit
! **Fara-Chlupackova-Hrivnakova-Syndrom**

Schulterblatthochstand Kyphoskoliose Schiefhals Wirbelanomalien
! **Schulterblatt-Hochstand**

Schulterdysplasie, unilaterale Symbrachyphalangie M.-pectoralis-Aplasie
! **Poland-Syndrom**

Schultergürteldysplasie Herzfehler Daumena-, Dysplasie Arrythmie
! **Holt-Oram-Syndrom**

Schwerhörigkeit Keratopachydermie Schnürfurchen, Finger
1 **Nockemann-Syndrom**

Schwerhörigkeit Pili torti
0 **Björnstad-Syndrom**

Schwerhörigkeit Struma
1 **Pendred-Syndrom**

Schwerhörigkeit CFD Nierenhypoplasie Genitalhypoplasie
! **Winter-Kohn-Mellman-Wagner-Syndrom**

Schwerhörigkeit CFD Schulterblatthochstand Oligophrenie Minderwuchs
! **Fara-Chlupackova-Hrivnakova-Syndrom**

Schwerhörigkeit Dermatitis, atopische
! **Konigsmark-Hollander-Berlin-Syndrom**

Schwerhörigkeit Diplegie Retinitis pigmentosa Sehverlust
! **Taubheit***

Schwerhörigkeit Minderwuchs Hypogonadismus Mikrotie CFD Retardation Oligophrenie
! **Mengel-Konigsmark-Berlin-Mc Kusick-Syndrom**

Schwerhörigkeit Ohrläppchenhyperplasie
! **Escher-Hirt-Syndrom**

Schwerhörigkeit Präaurikularfisteln Halsfisten
1 **Schwerhörigkeit und Präaurikularfisteln**

Schwerhörigkeit Strabismus Taubheit Ektrodaktylie Nageldystrophie
! **Anonychie***

Schwerhörigkeit Mitralinsuffizienz Synostosen Brachydaktylie Minderwuchs
! **Forney-Robinson-Pascoe-Syndrom**

Sehschärfe, vermindert Sehverlust Pigmentmangel, Auge
! ♂ **Albinismus, partieller**

Sehverlust Hörverlust Paresen Arthrosen Hyperostosen, Schädel Dyspnoe
0 **Pyle-Syndrom**

Sehverlust HSM Pigmentierung, gelbe Kachexie Oligophrenie Hörverlust
0 1 2 **Niemann-Pick-Syndrom**

Sehverlust Altern, vorzeitiges Hyperkeratosen Hautatrophie Ulcera
3 **Werner-Syndrom**

Sehverlust Dysarthrie Anfälle Demenz Choreoathetose Klumpfuß
1 **Hallervorden-Spatz-Syndrom**

Sehverlust Enthirnungsstarre Retardation Hörverlust Spastizität Krämpfe
0 **Krabbe-Syndrom**

Sehverlust Hörverlust Anfälle Hyperkinesen Makrozephalie
0 **Spongiöse Degeneration des Zentralnervensystems**

Sehverlust Hörverlust Diabetes mellitus Adipositas Hypogenitalismus Fotosensibilität
1 **Alström-Syndrom**

Sehverlust Hörverlust Retardation Zwergwuchs CFD Fotosensibilität Oligophrenie
1 **Cockayne-Syndrom**

Sehverlust Hörverlust Spastizität Reflexanomalien Retardation
1 **Seitelberger-Syndrom**

Sehverlust Katarakt Glaukom Gaumenspalte Skotome Myopie
1 **Hyaloideo-retinale Degeneration***

Sehverlust Knochenbrüchigkeit HSM Makrozephalie Hörverlust Osteosklerose
1 **Albers-Schönberg-Syndrom**

Sehverlust Makrozephalie Hörverlust Anfälle Hyperkinesen Retardation
0 **Spongiöse Degeneration des Zentralnervensystems**

Sehverlust Muskelschwäche Hyperostosen, diaphysäre Ganganomalien Lordose
1 **Engelmann-Syndrom**

Sehverlust Oligophrenie Ichthyosis Diplegie Muskelatrophie Dysarthrie
0 **Sjögren-Larsson-Syndrom**

Sehverlust Osteomyelitis Osteosklerose Knochenbrüchigkeit
1 **Albers-Schönberg-Syndrom**

Sehverlust Retardation Oligophrenie Hörverlust Retinopathie Muskelatrophie
! **Taubheit***

Sehverlust Rheumaschmerz Extremitätenverkrümmung Hyperostosen
5 **Paget-Syndrom**

Sehverlust Spastizität Anfälle Adenoma sebaceum Tumoren, multiple
1 **Tuberöse Sklerose**

Sehverlust Zahnanomalien Retinadegeneration Mikrophthalmie Makrophakie
! **Mikrophthalmie***

Sehverlust Ataxie Steatorrhoe Tremor Akanthozytose Retinitis
0 **Abetalipoproteinämie**

Sehverlust Paresen Ataxien Hörverlust Anfälle Infektionen Tremor
1 **Enzephalopathie, nekrotisierende**

Sehverlust Teleangiektasien Nephritis Hypertonie Parästhesien
1 ♂ **Fabry-Syndrom**

Sehverlust BSG, beschleunigt Hörverlust Hämorrhagien Abgeschlagenheit
4 **Makroglobulinämie Waldenström**

Sehverlust Hörverlust Ataxie Myopie Neuropathie, periphere Caries
1 **Flynn-Aird-Syndrom**

Sehverlust, frühkindlicher Nystagmus Skotome Blausehschwäche
0 **Optikusatrophie**

Sehverlust Ataxie Blasenschwäche Demenz Achromatopsie Nystagmus
1 **Behr-Syndrom**

Sehverlust Hemeralopie Retinitis pigmentosa Ataxie Retardation
1 **Retinitis pigmentosa***

Sehverlust Katarakt Mikrokornea Mikrophthalmus
! **Katarakt***

Sehverlust Schwerhörigkeit Diplegie Retinitis pigmentosa
! **Taubheit***

Sehverlust Spasmen Anfälle Ataxie Hydrozephalus Nystagmus
0 **Hydrozephalus infolge Arnold-Chiarischer Mißbildungen**

Sehverlust Aderhautsklerose
2 **Chorioidea-Sklerose**

Sehverlust Anfälle Demenz Retardation Ataxie Tetraplegie
0 **Gangliosidose, generalisierte Typ II**

Sehverlust Angina pectoris Purpura Pseudoxanthome Hautatrophie
1 **Pseudoxanthoma elasticum**

Sehverlust Corneaepithelödem Hemeralopie
1 **Atrophia gyrata chorioideae et retinae Fuchs**

Sehverlust Hörverlust Arthrosen, schmerzhafte Gaumenspalte Retinoschisis
1 **Stickler-Syndrom**

Sehverlust Demenz Krämpfe Hyperakusis Somnolenz
1 **Amaurotische Idiotie, familiäre, spätinfantile**

Sehverlust Enthirnungsstarre Herzfehler Idiotie
0 **Amaurotische Idiotie, familiäre, frühkindliche**

Sehverlust Erbrechen Kopfschmerz
3 **Glaukom, primäres, adultes**

Sehverlust Farbsehschwäche
4 **Makuladegeneration, senile**

Sehverlust Gesichtsfeldeinengung Katarakte Hemeralopie
1 **Retinitis pigmentosa**

Sehverlust Gesichtsfeldeinengung Katarakt Hemeralopie
1 **Hyaloideo-tapetoretinale Degeneration**

Sehverlust Hemeralopie Netz- und Aderhautsklerose
0 ♂ **Chorioideremie**

Sehverlust Hörstörung Diabetes mellitus Optikusatrophie
1 **Barjon-Lestradet-Labange-Syndrom**

Sehverlust Hörverlust Hemiatrophia faciei Amimie Paresen
! **Fazialisparese, angeborene**

Sehverlust Idiotie Ataxie Demenz Anfälle
2 **Amaurotische Idiotie, familiäre, adulte**

Sehverlust Idiotie Mikrozephalie Apnoe Zyanose
! **Amaurotische Idiotie, familiäre, kongenitale**

Sehverlust Makuladegeneration
2 ♂ **Retinoschisis, erbliche**
Sehverlust Myoklonien Enthirnungsstarre Idiotie Spastizität
0 **Amaurotische Idiotie, familiäre, frühkindliche**
Sehverlust Myoklonien Enthirnungsstarre Spasmen Demenz Ataxie
1 **Amaurotische Idiotie, familiäre, juvenile**
Sehverlust Oligophrenie Skotome Farbsehdefekte
1 **Stargardt-Syndrom**
Sehverlust Oligophrenie Mikrophthalmie Nystagmus Strabismus Katarakt
! **Katarakt***
Sehverlust Oligophrenie Erbrechen Muskelhypotonie Retardation
0 **Hypervalinämie**
Sehverlust Retinadegeneration Hemeralopie Glaskörperdegeneration
1 **Hyaloideo-retinale Degeneration**
Sehverlust Retinitis pigmentosa Ataxie Taubheit
0 **Usher-Syndrom**
Sehverlust Retinitis pigmentosa Muskeldystrophie Taubheit
0 **Usher-Syndrom***
Sehverlust Retinitis pigmentosa Diabetes mellitus Adipositas Taubheit
0 **Usher-Syndrom***
Sehverlust Skotome Farbsehschwäche Pigmentierungsanomalien
! **Makuladegeneration, familiäre**
Sehverlust Taubheit Retinitis pigmentosa
0 **Usher-Syndrom**
Sehverlust Urämie Hörverlust Niereninsuffizienz
2 ♂ **Alport-Syndrom**
Sehverlust Akromegalie, Kinn Hyperostosen Hörverlust
2 **Hyperostosis corticalis generalisata**
Sehverlust Pigmentmangel, Auge Sehschärfe, verminderte
! ♂ **Albinismus, partieller**
Sehverlust Skotome Myopie Katarakt Retinoschisis Glaukom
1 **Hyaloideo-retinale Degeneration**
Sehverlust Turmschädel Exophthalmus Papageienschnabelnase
! **Crouzon-Syndrom**
Sehverlust, frühkindlicher Nystagmus Hörverlust Diabetes mellitus
0 **Optikusatrophie***
Sekundärbehaarung, rarifizierte Genitalhypoplasie Leistenhernien Amenorrhoe
! „♀“ **Testikuläre Feminisierung**
Selbstmutilation Choreoathetose Gicht Spastizität Oligophrenie
0 ♂ **Lesch-Nyhan-Syndrom**
Selbstmutilation Schmerzunempfindlichkeit
! **Analgie, angeborene**

Selbstmutilationen Fieberschübe Retardation Anhidrose
1 **Neuropathie, sensorische mit Anhidrosis**

Sensibilitätsstörungen Osteolysen Ulcera Sequestrierung, Finger, Zehen
1 **Akroosteolyse, neurogene**

Sensibilitätsstörungen Osteoporose CFD Ulcera Osteolysen, Füße
1 **Akroosteolyse, neurogene**

Sensibilitätsverlust Hörverlust Muskelatrophie Ulcera, Unterschenkel
2 **Neuropathie, erbliche, radikuläre**

Septikämie Lymphknotenaplasie Infektionen, schwere, rezidivierende
0 ♂ **Agammaglobulinämie Typ Bruton**

Situs inversus Bronchiektasien Dextrokardie Infektion Polyposis nasi
! **Kartagener-Syndrom**

Skelettanomalien, multiple Dyspnoe Zwergwuchs Tibia, eckige CFD Zyanose
! † **Zwergwuchs-Syndrom, kamptomeles**

Skelettdysplasien Spontanfrakturen Demenz Anfälle HSM
! **Gaucher-Syndrom**

Skelettdysplasien, multiple Kamptodaktylie Muskelhypoplasie
1 **Kamptodaktylie***

Slekettdysplasien, multiple Kolobom, Makula Brachydaktylie
! **Kolobom der Makula, Chorioidea und Retina***

Skelettdysplasien, multiple Mikromelie Phokomelie
! **Pseudothalidomid-Syndrom**

Skelettdysplasien, multiple Arthrosen Gehbehinderung Exophthalmus CFD
0 **Melnick-Needles-Syndrom**

Skelettdysplasien, multiple Mikrophthalmie Zahnanomalien Retardation
! **Mikrophthalmie***

Skleren, blaue Cutis laxa Keratokonus Otosklerose Spondylolisthesis
0 **Faltenhaut-Syndrom**

Skleren, blaue Infektionen Knochenbrüchigkeit Fontanelle, weite
! † **Osteogenesis imperfecta congenita**

Skleren, blaue Knochenbrüchigkeit Frakturen, multiple Arthrochalasis
0 **Osteogenesis imperfecta tarda**

Skoliose Ataxie Reflexanomalien Muskelatrophie Hohlfuß
1 **Roussy-Levy-Syndrom**

Skoliose Gaumenspalte Kontrakturen Zwergwuchs Mikromelie Klumpfuß
! **Zwergwuchs, diastrophischer**

Skoliose Kurzhals Arthrosen Hurler-Symptomatik Minderwuchs
1 **Mukolipidose III**

Skoliose Lordose Zwangsbewegungen Muskeldystonie Krämpfe Athetose
1 **Torsions-Dystonie**

Skoliose Parästhesien Muskelatrophie Analgesie Arthropathie
3 **Syringomyelie**

Skoliose Pubertas praecox Retardation Zwergwuchs Asymmetrie CFD
1 **Silver-Syndrom**

Skoliose Sehverlust Muskelschwäche Hyperostosen, diaphysäre Ganganomalien
1 **Engelmann-Syndrom**

Skoliose Spitzfuß Mikrostomie Hypertelorismus CFD Kamptodaktylie
! **Freeman-Sheldon-Syndrom**

Skoliose Zwergwuchs Lordose Ganganomalien Platyspondylie
1 **Dysplasia spondylo-epiphysaria, pseudoachondroplastische**

Skotome Blausehschwäche Sehverlust, frühkindlicher Nystagmus
2 **Optikusatrophie**

Skotome Farbsehdefekte Sehverlust Oligophrenie
1 **Stargardt-Syndrom**

Skotome Farbsehschwäche Pigmentierungsanomalien Sehverlust
1 **Makuladegeneration, familiäre**

Skotome Myopie Gaumenspalte Sehverlust Katarakt Glaukom
1 **Hyaloideo-retinale Degeneration***

Skotome Myopie Katarakt Retinoschisis Glaukom Sehverlust
1 **Hyaloideo-retinale Degeneration**

Skrotumanomalie Minderwuchs CFD Arthrochalasis Makrozephalus
! **Aarskog-Syndrom**

Somnolenz Sehverlust Demenz Krämpfe Hyperakusis
1 **Amaurotische Idiotie, familiäre, spätinfantile**

Spaltfuß Hypotrichose Zahnschmelzdefekt LKGS Spalthand
! **Lippen-Kiefer-Gaumen-Spalte mit Spalthand und -fuß**

Spalthand Spaltfuß Hypotrichose Zahnschmelzdefekt LKGS
! **Lippen-Kiefer-Gaumen-Spalte mit Spalthand und -fuß**

Spasmen Anfälle Ataxie Hydrozephalus Nystagmus Sehverlust
0 **Hydrozephalus infolge Arnold-Chiarischer Mißbildung**

Spasmen Demenz Ataxie Sehverlust Myoklonien Enthirnungsstarre
1 **Amaurotische Idiotie, familiäre, juvenile**

Spastizität Anfälle Adenoma sebaceum Tumoren, multiple Sehverlust
1 **Tuberöse Sklerose**

Spastizität Gehbeschwerden Muskelschwäche, Auge Muskelermüdbarkeit
3 **Myasthenien**

Spastizität Hyperkinesen Anfälle Retardation Enthirnungsstarre
1 **Alpers-Syndrom**

Spastizität Kontrakturen Hohlfuß Reflexanomalien Gehbeschwerden
1 **Spinalparalysen, spastische**

Spastizität Krämpfe Sehverlust Enthirnungsstarre Retardation Hörverlust
0 **Krabbe-Syndrom**

Spastizität Oligophrenie Retardation Selbstmutilation Choreoathetose
0 ♂ **Lesch-Nyhan-Syndrom**

Spastizität Reflexanomalien Retardation Sehverlust Hörverlust
1 **Seitelberger-Syndrom**

Spastizität Retardation Tremor Nystagmus Dysarthrie Ataxie Athetosen
0 1 **Pelizaeus-Merzbacher-Syndrom**

Spastizität Sehverlust Myoklonien Enthirnungsstarre Idiotie
0 **Amaurotische Idiotie, familiäre, frühkindliche**

Speichelfluß Areflexie Alacrimie Zungenpapillen, fehlende Analgie
1 **Riley-Day-Syndrom**

Sphärophakie Linsenektopie Myopie
! **Weill-Marchesani-Syndrom**

Spindelhaare Nageldystrophie Zahnanomalien Keratosis follicularis
1 **Monilethrix**

Spinnenfingrigkeit Kardiomyopathie Kamptodaktylie
1 **Kardiomyopathie***

Spinnenfingrigkeit Kontrakturen Kyphoskoliose Osteogenesis imperfecta
! **Beals-Hecht-Syndrom**

Spinnenfingrigkeit Myopie Linsenektopie Gefäßschäden Hochwuchs
1 **Marfan-Syndrom**

Spinnenfingrigkeit Retrognathie Gelenkeschlaffheit
! **Achard-Syndrom**

Spitzfuß Athetose Dysarthrie Quadriplegie Diplegie Spastizität
0 **Little-Syndrom**

Spitzfuß Mikrostomie Hypertelorismus CFD Kamptodaktylie Skoliose
! **Freeman-Sheldon-Syndrom**

Splenomegalie Anämie, hämolytische, progrediente Nephrolithiasis
1 **Pyruvat-Kinase-Mangel-Syndrom**

Splenomegalie Diathese, hämorrhagische Petechien Epistaxis Menorrhagien
1 **Purpura, idiopathische, thrombozytopenische**

Splenomegalie Ikterus Hämochromatose Anämie, chronische
1 **Anämie, hämolytische, mit mehrkernigen Erythroblasten**

Splenomegalie Oligophrenie Verhaltensstörungen Anämie, hämolytische
1 ♂ **Phosphoglyzeratkinase-Mangel**

Splenomegalie Parästhesien Tonsillenhypertrophie, orange
1 **Tangier-Syndrom**

Spondylolisthesis Skleren, blaue Cutis laxa Keratokonus Otosklerose
0 **Faltenhaut-Syndrom**

Spontanamputation, Kleinzehe Keratose, Neger
1 **Ainhum-Syndrom**

Sprachentwicklungsstörungen Dysarthrie Hörverlust Myopie Autismus
! **Eldridge-Berlin-Mc Kusick-Syndrom**

Sprachretardation Minderwuchs Oligophrenie
1 **Histidinämie-Syndrom**

Sprachverfall Dezerebration Ataxie Muskelhypotonie Krämpfe Retardation
1 **Greenfield-Syndrom**

Sprachverlust Hörverlust Anfälle Enthirnungsstarre Apathie Tetraplegie
1 **Scholz-Syndrom**

Staphylococcenanfälligkeit Dermatitis Abszesse, rezidivierende Infektionen
0 **Hiob-Syndrom**

Steatorrhoe Diarrhoe Mißgedeihen Infektionen Hüftdysplasie Minderwuchs
0 **Shwachman-Syndrom, Burke-Syndrom**

Steatorrhoe Diarrhoe Mißgedeihen Infektionen Neutropenie Minderwuchs
0 **Shwachman-Syndrom**

Steatorrhoe Tremor Akanthozytose Retinitis Sehverlust Ataxie
0 **Abetalipoproteinämie**

Sterilität Aspermie Behaarungstyp, weiblich Hypogonadismus
2 ♂ **XX-Mann**

Sterilität CFD Eunuchoidismus Hochwuchs Oligophrenie Hypogonadismus
! ♂ **XXXY-Mann**

Sterilität Genitale, intersexuelles Kryptorchismus Intersexualität
! **Pseudohermaphroditismus masculinus**

Sterilität Genitalhypoplasie Amenorrhoe Uterus bipartitus Vaginalaplasie
! ♀ **Mayer-v.-Rokitansky-Küster-Syndrom**

Sterilität Hypogenitalismus Amenorrhoe Oligomenorrhoe Hirsutismus
2 ♀ **Stein-Leventhal-Syndrom**

Stimmabnormitäten Zyanose Stridor Nahrungsaufnahme, erschwerte
0 **Spalt-Larynx**

Stimme, hohe Myopie Myotonie Gehbeschwerden Minderwuchs CFD Kurzhals
! **Schwartz-Jampel-Syndrom**

Stimme, hohe Zwergwuchs Muskelhypotonie Kardiomyopathie Oligophrenie
! **Mulibrey-Zwergwuchs**

Stimme, tiefe CFD Retardation Aortenstenose, supravalvuläre Mikrodontie
! **Aortenstenose, supravalvuläre***

Storchenbeine Muskelschwäche, aufsteigende Parästhesien Muskelzuckungen
1 **Muskelatrophie, neurale, Charcot-Marie-Tooth**

Strabismus Augenbewegungsstörung Ptose Pupillotonie Miosis
1 **Ophthalmoplegie**

Strabismus Augenbewegungsstörung, unilaterale Abduktionsunfähigkeit
! **Stilling-Türk-Duane-Syndrom**

Strabismus Blindheit Nystagmus Pupillotonie Keratoconus
0 **Amaurosis congenita, Typ Leber I und II**

Strabismus Hautfurchung, Kopf Akanthosis nigricans CFD
1 **Cutis verticis gyrata***

Strabismus Hemeralopie Myopie
1 **Hemeralopie, familiäre**

Strabismus Hemihypertrophia faciei Riesenwuchs, unilateraler, Gesicht
! **Hemihypertrophie**

Strabismus Katarakt Sehverlust Oligophrenie Mikrophthalmie Nystagmus
! **Katarakt***

Strabismus Oligophrenie Hypogenitalismus Eunuchoidismus Anfälle
! ♀ **Tetra-X-Frauen**

Strabismus Nystagmus Optikusatrophie Amaurose
! ♂ **Leber-Syndrom**

Strabismus Retardation Pigmentierungsanomalien, streifenförmige Zahnanomalien Myopie
1 **Incontinentia pigmenti achromians Ito**

Strabismus Taubheit Ektrodaktylie Nageldystrophie Schwerhörigkeit
! **Anonychie, angeborene***

Stridor Nahrungsaufnahme, erschwerte Stimmabnormitäten Zyanose
0 **Spalt-Larynx**

Struma Epiphysen, stippled Thoraxdysplasie Hörverlust
Refetoff-de-Wind-de-Groot-Syndrom

Struma Exophthalmus Tremor Tachykardie Übererregbarkeit
5 **v.-Basedow-Syndrom**

Struma Lidschwellung Blepharochalasis Oberlippenödem, rezidivierendes
1 **Ascher-Syndrom**

Struma Retardation Oligophrenie Kretinismus
0 **Hypothyreose**

Struma Schwerhörigkeit
1 **Pendred-Syndrom**

Struma, schmerzhafte Myxödem
5 ♀ **Hashimoto-Syndrom**

Subluxationen Luxationen CFD Brachytelephalangie Patellaluxation
! **Larsen-Syndrom**

Succinylcholin-Unverträglichkeit, pharmakogenetische Anästhesie-Zwischenfälle
! **Succinylcholin-Überempfindlichkeit**

Sulfonamidunverträglichkeit Anämie, hämolytische Polyzythämie
1 **Hämoglobin Zürich**

Symphalangie Hörverlust Synostosen Dysphalangie
! **Symphalangie***

Sympodie Analatresie Nierenagenesie Beckendysplasie
! † **Sirenomelie**

Syndaktylie CFD Zahnanomalien Hypotrichose Zungenlappung Frenulahyperplasie
! ♀ **Oro-Fazio-Digitales-Syndrom**

Syndaktylie Oligophrenie Retardation Minderwuchs Ptosis Hypogenitalismus CFD
! **Smith-Lemli-Opitz-Syndrom**

Syndaktylie Brachydaktylie Nageldysplasie
! **Brachydaktylie***

Syndaktylie Genitaldysplasie LKGS Kniepterygium Ankyloblepharon
! **Lippen-Kiefer-Gaumen-Spalte mit Unterlippenfisteln***

Syndaktylie LKGS
! **Lippen-Kiefer-Gaumen-Spalte mit Syndaktylie**

Syndaktylie Vagina septa Urininkontinenz Polydaktylie Kamptodaktylie
! **Kamptodaktylie***

Syndaktylien Polysyndaktylien Oligophrenie CFD Akrozephalie
! **Akrozephalosyndaktylie**

Synophrys CFD Daumenansatz, proximaler Minderwuchs Mikrozephalie Retardation
! **Cornelia-de-Lange-Syndrom**

Synostosen Brachydaktylie Minderwuchs Schwerhörigkeit Mitralinsuffizienz
! **Forney-Robinson-Pascoe-Syndrom**

Synostosen Dysphalangie Symphalangie Hörverlust
! **Symphalangie***

Tachykardie Kopfschmerz Hypertonie, paroxysmale
3 **Phäochromozytom**

Tachykardie Übererregbarkeit Struma Exophthalmus Tremor
5 **v. Basedow-Syndrom**

Tachykardie Zyanosen Dyspnoe
0 **Ebstein-Syndrom**

Tachykardien Herzrhythmusstörungen EKG-Anomalien
2 **Wolff-Parkinson-White-Syndrom**

Tagblindheit Farbenblindheit, totale Nystagmus
! **Farbenblindheit, totale**

Talgdrüsenhypoplasie Palmoplantarkeratose Hypohidrose Nageldysplasie
1 **Helweg-Larsen-Syndrom**

Taubheit Anus imperforatus Triphalangie, Daumen
! **Triphalangie des Daumens***

Taubheit Kolobom, Unterlid Gehörgangsatresie Makrostomie CFD
! **Franceschetti-Syndrom**

Taubheit Ektrodaktylie Nageldystrophie Schwerhörigkeit Strabismus
! **Anonychie***

Taubheit Fingerknöchelpolster Leukonychie
0 **Schwann-Syndrom**

Taubheit Fingerknöchelpolster Leukonychie
0 **Fingerknöchel-Polster***

Taubheit Herzfehler Lentiginosis, zentrofaziale Hypertelorismus
! **Lentigines***

Taubheit Hexadaktylie Retardation LKGS Kolobom Mikrophthalmie
! **Pätau-Syndrom**

Taubheit Mikrophthalmus Gaumenspalte Hexadaktylie Genitalanomalien
! **Ullrich-Feichtiger-Syndrom**

Taubheit Minderwuchs Albinismus, partieller Blepharophimose CFD
! **Waardenburg-Klein-Syndrom**

Taubheit Nystagmus Augenbrauenhypoplasie Albinismus
! **Tietz-Syndrom**

Taubheit QT-Intervallverlängerung Herzanfälle Herztod, plötzlicher
! **Taubheit mit Störungen der Herzfunktion**

Taubheit Retinitis pigmentosa Sehverlust
0 **Usher-Syndrom**

Taubheit Sehverlust Retinitis pigmentosa Ataxie
0 **Usher-Syndrom***

Taubheit Sehverlust Retinitis pigmentosa Muskeldystrophie
0 **Usher-Syndrom***

Taubheit Sehverlust Retinitis pigmentosa Diabetes mellitus Adipositas
0 **Usher-Syndrom**

Taubheit Tibia-Aplasie
! **Taubheit***

Taubheit Wirbeldysplasien Hemiatrophie Augenbewegungsstörungen
! ♀ **Wildervanck-Syndrom**

Teleangiektasien Epistaxis Angiome Hepatomegalie
1 **Osler-Syndrom**

Teleangiektasien Hämatome Hämorrhagien Epistaxis Menorrhagien
1 **v.-Willebrand-Jürgens-Syndrom**

Teleangiektasien Infektionen Retardation Choreoathetose Ataxie Dysarthrie
0 **Louis-Bar-Syndrom**

Teleangiektasien Nephritis Hypertonie Parästhesien, Akren Sehverlust
1 ♂ **Fabry-Syndrom**

Teleangiektasien Vogelgesicht Fotosensibilität Minderwuchs
! **Bloom-Syndrom**

Tetanie Brachymetacarpie-4 Minderwuchs Katarakt Zahnschmelzhypoplasie
1 **Osteodystrophia hereditaria Albright**

Tetanie Muskelhypotonie Osteomalazie Rachitis Minderwuchs Zahnschmelzdefekte
0 **Pseudomangelrachitis**

Tetanien Infektionen Candidiasis CFD Mißgedeihen Diarrhoen
! **Di George-Syndrom**

Tetanien Mißgedeihen
0 **Hypoparathyreoidismus, primärer**

Tetanien Mißgedeihen Candidiasis Addison-Symptomatik
0 **Hypoparathyreoidismus, primärer**

Tetanien, schwere
0 **Hypomagnesämie**

Tetraplegie CFD Zwergwuchs Retardation Anfälle
! **Coffin-Syndrom**

Tetraplegie Hydrozephalus Ataxie Nystagmus Fontanelle, große
! **Hydrozephalus bei Atresie des Foramen Magendie**

Tetraplegie Reflexanomalien Mikrozephalie Epilepsie
! **Mikrozephalie***

Tetraplegie, spastische Oligophrenie Mikrozephalie Anfälle
! ♂ **Paine-Syndrom**

Tetraplegie Sehverlust Anfälle Demenz Retardation Ataxie
0 **Gangliosidose, generalisierte Typ II**

Tetraplegie Sprachverlust Hörverlust Anfälle Enthirnungsstarre
1 **Scholz-Syndrom**

Tetraplegie Tremor Hurler-Symptomatik Hyperhidrose Retardation
1 **Fukosidose**

Thoraxdysplasie Bewegungseinschränkungen Wirbeldysplasien Kurzhals
! **Klippel-Feil-Syndrom**

Thoraxdysplasie Hörverlust Struma Epiphysen, stippled
! **Refetoff-de-Wind-de-Groot-Syndrom**

Thoraxdysplasie Dyspnoe Zyanose Nierendysplasie Zwergwuchs Infektionen
! **Jeune-Syndrom**

Thoraxdysplasie Brachydaktylie Minderwuchs Retardation CFD Zahnanomalien Hörverlust
! ♂ **Oto-Palato-Digitales-Syndrom**

Thoraxdystrophie LKGS Lungenhypoplasie Zwergwuchs Brachymelie Polydaktylie
! † **Thoraxdystrophie-Polydaktylie-Syndrom**

Thrombopathie Hämorrhagien Diathesen, hämorrhagische
1 **Bernard-Soulier-Syndrom**

Thrombopenie Diathesen, hämorrhagische Radiusaplasie Klumphand
0 **Thrombopenie-Syndrom, kongenitales**

Thrombopenie Retardation Oligophrenie
0 **Cystathioninurie**

Thrombopenie Petechien Meläna Epistaxis Ekzem, atopisches Infektionen
1 ♂ **Wiskott-Aldrich-Syndrom**

Thrombophilie Thrombophlebitis Embolien
2 **Antithrombin-Defekte**

Thrombophlebitis Embolien Thrombophilie
2 **Antithrombin-Defekte**

Thrombophlebitiden Embolien Wundheilung, schlechte Hämorrhagien
0 **Fibrinogen-Varianten**

Thrombosen Oligophrenie Hochwuchs Linsenektopie Anfälle Retardation
0 **Homozystinurie**

Thrombozytopenie Phokomelie Diathesen, hämorrhagische
0 **Thrombopenie-Syndrom, kongenitales**

Tibia-Aplasie Taubheit
! **Taubheit***

Tibia, eckige CFD Zyanose Skelettanomalien, multiple Dyspnoe Zwergwuchs
! † **Zwergwuchs-Syndrom, kamptomeles**

Tics Muskelzuckungen, unregelmäßige
2 **Myoklonien**

Tintenlöscherfüße CFD Mikrostomie Herzfehler Muskelhypertonie
! **Edwards-Syndrom**

Tonsillenhypertrophie, orange Splenomegalie Parästhesien
1 **Tangier-Syndrom**

Tränenhyposekretion Albinismus, partieller Infektionen Hyperhidrose
0 **Chediak-Higashi-Syndrom**

Tränenträufeln Nageldystrophie Hyperkeratosen Purpura Poikilodermie
1 ♂ **Zinsser-Engman-Cole-Syndrom**

Tremor Hurler-Symptomatik Hyperhidrose Retardation Tetraplegie
1 **Fukosidose**

Tremor Akanthozytose Retinitis Sehverlust Ataxie Steatorrhoe
0 **Abetalipoproteinämie**

Tremor Amimie Anfälle Paresen Akinese Muskelrigor
5 **Parkinson-Syndrom**

Tremor Anfälle Demenz Hyperkinesen Paresen Rigor
2 **Fahr-Syndrom**

Tremor Gangstörungen Myoklonien Anfälle Ataxie Dysarthrie
1 **Hunt-Syndrom**

Tremor Heißhunger Coma Anfälle Oligophrenie
0 **Hypoglykämie**

Tremor Nävi Muskelschwäche, aufsteigende Myoklonien Ataxie
1 **Muskelatrophie, neurale, Dejerine-Sottas**

Tremor Nystagmus Dysarthrie Ataxie Athetose Spastizität Retardation
0 1 **Pelizaeus-Merzbacher-Syndrom**

Tremor Sehverlust Paresen Ataxien Hörverlust Anfälle Infektionen
1 **Enzephalopathie, nekrotisierende**

Tremor Cornealring Kontrakturen Ikterus Lebercirrhose
1 **Wilson-Syndrom**

Tremor Tachykardie Übererregbarkeit Struma Exophthalmus
5 **v.-Basedow-Syndrom**

Tremor Ataxie
6 **Kleinhirnrindenatrophie, späte**

Trichorrhexis Hepatomegalie Ataxie Krämpfe Oligophrenie
0 **Argininbernsteinsäure-Syndrom**

Trichorrhexis Hypothermie Infektionen Ataxie Minderwuchs Retardation
0 ♂ **Menkes-Syndrom**

Trichorrhexis Pruritus Hypotrichose Ichthyose Allergien Urticaria
1 **Netherton-Syndrom**

Trigonozephalie Mikrozephalie Hypotelorismus Retardation CFD Krämpfe
0 **Holoprosenzephalie***

Triphalangie, Daumen Taubheit Anus imperforatus Anämie, normochrome
! **Triphalangie des Daumens***

Trommelschlegelfinger Cor pulmonale Lungeninsuffizienz Dyspnoe Zyanose
1 **Lungenfibrose, familiäre, polyzystische**

Trommelschlegelfinger Infektionen Dyspnoe Zyanose Hypertonie
3 **Lungenfibrose, familiäre, diffuse**

Tumoren Fibrome, Haut, Muskeln Dyspnoe
! **Fibromatose, kongenitale, generalisierte**

Tumoren, Lymphdrüsen, Skelett, Magen, Darm Anämie
5 **Kaposi-Syndrom**

Tumoren, multiple, kavernöse
1 **Glomustumoren**

Tumoren, multiple Sehverlust Spastizität Anfälle Adenoma sebaceum
1 **Tuberöse Sklerose**

Tumoren, multiple, schwammige Exantheme, juckende Infiltrate
3 **Mycosis fungoides**

Turmschädel Exophthalmus Papageienschnabelnase CFD Sehverlust
1 **Crouzon-Syndrom**

Übererregbarkeit Struma Exophthalmus Tremor Tachykardie
5 **v.-Basedow-Syndrom**

Übererregbarkeit VB6-Ansprechbarkeit Anfälle, epileptoide Hyperakusis
! **Pyridoxin-abhängige Krämpfe**

Ulcera Nephritis UV-Empfindlichkeit Erytheme Hyperpigmentierung
1 **Xeroderma pigmentosum**

Ulcerationen Erythrodontie HSM Urin, roter Blasen, lichtinduzierte
0 **Porphyria erythropoetica congenita (Günther)**

Ulcerationen, Mund-, Nasenschleimhaut
1 **Akatalasie**

Ulcera Osteolysen, Füße Sensibilitätsstörungen Osteoporose CFD
1 **Akroosteolyse, neurogene**

Ulcera Sequestrierung, Finger, Zehen Sensibilitätsstörungen Osteolyse
1 **Akroosteolyse, neurogene**

Ulcera Sehverlust Altern, vorzeitiges Hyperkeratosen Hautatrophie Canities praematura
3 **Werner-Syndrom**

Ulcera, gastro-intestinale Hyperparathyreoidismus Diarrhoe Hyperazidität
2 **Zollinger-Ellison-Syndrom**

Ulcera, Unterschenkel Sensibilitätsverlust Hörverlust Muskelatrophie
2 **Neuropathie, erbliche, radikuläre**

Ulcus cruris Anämie, hämolytische Ikterus CFD Elliptozytose
1 **Dresbach-Syndrom**

Ulnadysplasien Fibuladysplasien Gelenkdysplasien Extremitätenmißbildungen, multiple
! **Nievergelt-Syndrom**

Unruhe Parästhesien Konstipation Koliken Erbrechen Paresen Reizbarkeit
3 **Porphyria acuta intermittens**

Unterlippenfisteln LKGS
! **Lippen-Kiefer-Gaumen-Spalte mit Unterlippenfisteln**

Urämie Polydipsie Polyurie Anämie Niereninsuffizienz, progrediente
1 **Nephrophthise Fanconi**

Urämie Polyurie Polydipsie Erbrechen Nephrocalcinose Niereninsuffizienz
0 **Oxalose-Syndrom**

Urämie Urticaria, rezidivierende Hörverlust Nephritis
2 **Muckle-Wells-Syndrom**

Urämie Nierenfunktionsstörungen Rachitis Krämpfe
! **Hypophosphatasie**

Urämie Hörverlust Niereninsuffizienz Sehverlust
2 ♂ **Alport-Syndrom**

Urethritis Konjunktivitis Fieber Schleimhautentzündung Exantheme
2 **Reiter-Syndrom**

Uringeruch Mißgedeihen Anfälle Muskeldystonie Dezerebration Dyspnoe
0 **Ahornsirup-Syndrom**

Urininkontinenz Polydaktylie Kamptodaktylie Syndaktylie Vagina septa
1 **Kamptodaktylie***

Urin, roter Blasen, lichtinduzierte Hyperpigmentierung Leberfibrose
4 **Porphyria cutanea tarda**

Urin, roter Blasen, lichtinduzierte Ulcerationen Erythrodontie
0 **Porphyria erythropoetica congenita (Günther)**

Urinverfärbung Ochronose Osteoporose Nierensteine Arthritis
3 **Alkaptonurie**

Urticaria Pruritus Überpigmentierung Hämorrhagien Kopfschmerz
1 2 **Urticaria pigmentosa**

Urticaria Trichorrhexis Pruritus Hypotrichose Ichthyose Allergien
1 **Netherton-Syndrom**

Urticaria, kälteinduzierte Fieber Gelenkeschwellung Erytheme Kopfschmerz
0 **Kälte-Urticaria**

Urticaria, rezidivierende Hörverlust Nephritis Urämie
2 **Muckle-Wells-Syndrom**

Uterus bipartitus Vaginalaplasie Sterilität Genitalhypoplasie Amenorrhoe
! ♀ **Mayer-v.-Rokitansky-Küster-Syndrom**

UV-Empfindlichkeit Erytheme Hyperpigmentierung Ulcera Nephritis
1 **Xeroderma pigmentosum**

Vaginalaplasie Sterilität Genitalhypoplasie Amenorrhoe Uterus bipartitus
! ♀ **Mayer-v.-Rokitansky-Küster-Syndrom**

Vagina septa Urininkontinenz Polydaktylie Kamptodaktylie Syndaktylie
! **Kamptodaktylie***

Varicosis Hämangiome, unilaterale Hemihypertrophie, Bein
! **Klippel-Trenaunay-Syndrom**

VB6-Ansprechbarkeit Anfälle, epileptoide Hyperakusis Übererregbarkeit
! **Pyridoxin-abhängige Krämpfe**

Ventrikelseptumdefekt Radiusdysplasien Daumenanomalien Klumphand
! **Radius-Dysplasie***

Verblödung Gedächtnisstörungen Enthirnungsstarre Aphasie
5 **Alzheimer-Syndrom**

Vergreisung Gerodermie Arteriosklerose Zwergwuchs Alopezie Kachexie
0 **Hutchinson-Gilford-Syndrom**

Verhaltensstörungen Anämie, hämolytische Splenomegalie Oligophrenie
1 ♂ **Phosphoglyzeratkinase-Mangel**

Verhaltensstörungen Hochwuchs Hypogonadismus Intelligenzminderung
2 ♂ **YY-Syndrom**

Verknöcherungen, schmerzhafte, Muskeln Zwangshaltungen Mikrodaktylie
1 **Fibrodysplasia ossificans progressiva**

Verknöcherungsstörungen, Achsenskelett Kurzhals Mikromelie Zwergwuchs
! † **Achondrogenesis**

Virilismus Hyperostosis frontalis interna Adipositas Hirsutismus
2 ♀ **Morgagni-Syndrom**

Visusminderung Hemeralopie Dunkeladaptation, verzögerte
! **Oguchi-Syndrom**

Viszeromegalie Hypertrichose Retardation Demenz Infektionen
1 **Mukopolysaccharidose Typ III**

Viszeromegalie Hypoglykämie Exomphalos Makroglossie Makrosomie
! **Wiedemann-Syndrom**

Vogelgesicht Fotosensibilität Minderwuchs Teleangiektasien
! **Bloom-Syndrom**

Vogelgesicht Mikrophthalmie Katarakt CFD Zwergwuchs Mikrogenie
! **Hallermann-Streiff-Syndrom**

Vogelgesicht Peromelie Retrognathie Minderwuchs CFD Mikrozephalie
! **Hanhart-Syndrom II**

Vogelkopf Mikrozephalie CFD Oligophrenie Hypogonadismus Zwergwuchs
! **Vogelkopf-Zwergwuchs**

Wachstumsbeschleunigung Minderwuchs Pubertas praecox
1 ♂ **Pubertas präcox**

Wasserspeiergesicht HSM Hernien Hörverlust Minderwuchs Retardation
1 ♂ **Mukopolysaccharidose Typ II**

Wasserspeiergesicht Kyphose Hornhautdystrophie HSM Hörverlust Minderwuchs
0 **Mukopolysaccharidose Typ I**

Wasserspeiergesicht Platyspondylie Infektionen Retardation
1 **Aspartylglukosaminurie**

Windelfärbung, blaue Nephritis Fieber Infektionen Mißgedeihen
0 **Blue-Diaper-Syndrom**

Wirbelanomalien Arthrosen Kamptodaktylie Minderwuchs
! **Dyggve-Melchior-Clausen-Syndrom**

Wirbelanomalien Mikrophthalmie, unilaterale Kyphoskoliose Kolobome
! **Okulo-Aurikulo-Vertebrale Dysplasie**

Wirbelanomalien Schulterblatthochstand Kyphoskoliose Schiefhals
! **Schulterblatt-Hochstand**

Wirbelanomalien Zwergwuchs Hornhautdystrophie Kyphoskoliose Zahnanomalien
1 **Mukopolysaccharidose Typ IV**

Wirbelanomalien Zwergwuchs Mikromelie Dyspnoe Brachyphalangie
! † **Zwergwuchs, thanatophorer**

Wirbelanomalien Dermoide, epibulbäre Präaurikularanhänge Gesichtshemihypoplasie
! **Okulo-Aurikulo-Vertebrale Dysplasie**

Wirbelanomalien Minderwuchs Madelungsche Deformität Mikromelie, distale Lordose
1 **Leri-Weill-Syndrom**

Wirbeldysplasien Hemiatrophie Augenbewegungsstörung Taubheit
! ♀ **Wildervanck-Syndrom**

Wirbeldysplasien Kurzhals Thoraxdysplasie Bewegungseinschränkungen
! **Klippel-Feil-Syndrom**

Wirbelfusionen
! **Klippel-Feil-Syndrom**

Wirbelmißbildungen Nierena-, Dysgenesie Lungenhypoplasie CFD
! † **Dysplasia renofacialis**

Wirbelsäulenversteifung Neuralgien Kyphose, Brustwirbelsäule
3 **Spondylitis ankylopoetica**

Wundheilung, schlechte Hämorrhagien Thrombophlebitiden Embolie
0 **Fibrinogen-Varianten**

Xanthelasmen Nävi Dyspepsie Migräne Hypothermie Ikterus
1 **Gilbert-Lereboullet-Syndrom**

Xanthome Arteriosklerose Coronarschäden Adipositas Diabetes mellitus
3 **Hyperlipoproteinämie Typ IV**

Xanthome Coronarschäden Arcus senilis
3 **Hyperlipoproteinämie Typ III**

Xanthome Dystrophie Diarrhoe Erbrechen Mißgedeihen HSM
0 **Wolman-Syndrom**

Xanthome Dystrophie, osteochondrale, Extremitäten Corneatrübung
1 **François-Syndrom**

Xanthome HSM Diabetes mellitus Adipositas Arteriosklerose Koliken
3 **Hyperlipoproteinämie Typ V**

Xanthome HSM Pankreatitis Erbrechen Lipämie Koliken Fieber
2 **Hyperlipoproteinämie Typ I**

Xanthome, Haut, Gefäße Arcus senilis Coronarschäden, frühe
1 **Hyperlipoproteinämie Typ II**

Xerodermie Arteriitis Schleimhauttrockenheit Achylie Hypohidrose
0 **Sjögren-Syndrom**

Xerodermie Hyperkeratosen
0 **Ichthyosis vulgaris**

Zahnanomalien Alopezie Kraushaar
0 **Wollhaare***

Zahnanomalien Frakturen Akroosteolysen Arthrochalasis Osteosklerose
1 **Akroosteolyse, neurogene**

Zahnanomalien Hörverlust Nageldystrophie
0 **Robin-Miller-Bensimon-Syndrom**

Zahnanomalien Hypertrichose
! **Hypertrichosis universalis**

Zahnanomalien Hypotrichose Hyperkeratosen Pachyonychie
! **Ektodermale Dysplasie, hidrotische**

Zahnanomalien Retardation Skelettdysplasien, multiple Mikrophthalmie
! **Mikrophthalmie***

Zahnanomalien CFD Fontanelle, persistierende Frakturen Brachyphalangie Minderwuchs
! **Pyknodysostosis**

Zahnanomalien Myopie Strabismus Retardation Pigmentierungsanomalien, streifenförmige
1 **Incontinentia pigmenti achromians Ito**

Zahnanomalien Daumendysplasie Arteriosklerose Hautmarmorierung Katarakt
1 **Rothmund-Thomson-Syndrom**

Zahnanomalien Daumen, breite CFD Oligophrenie Minderwuchs Retardation
! **Rubinstein-Taybi-Syndrom**

Zahnanomalien Exostosen Minderwuchs Polydaktylie, postaxiale Nageldysplasie
! **Ellis-van-Creveld-Syndrom**

Zahnanomalien Hörverlust Thoraxdysplasie Brachydaktylie Minderwuchs Retardation
! ♂ **Oto-Palato-Digitales Syndrom**

Zahnanomalien Hypotrichose Zungenlappung Frenulahypertrophie Syndaktylie
! ♀ **Oro-Fazio-Digitales Syndrom**

Zahnanomalien Keratosis follicularis Spindelhaare Nageldystrophie
1 **Monilethrix**

Zahnanomalien Kieferschwellung, schmerzhafte
1 **Kieferdysplasie, fibroostotische**

Zahnanomalien Minderwuchs Brachyzephalie Claviculaaplasie Fontanelle, persistierende
! **Dysplasia cleidocranialis**

Zahnanomalien Minderwuchs Hautfurchung, Kopf CFD Akanthosis nigricans Nageldystrophie
! **Cutis verticis gyrata***

Zahnanomalien Myopie Hörverlust Hypotrichose CFD Bulldoggengesicht
! **Marshall-Syndrom**

Zahnanomalien Paradontose Palmoplantarkeratose Hyperhidrose
1 **Keratosis palmoplantaris mit Periodontopathie**

Zahnanomalien Pigmentierungsanomalien Blasen Alopezie Exantheme
0 ♀ **Bloch-Sulzberger-Syndrom**

Zahnanomalien Polydaktylie Zungenlappung Hörverlust CFD Frenulahyperplasie
! **Mohr-Syndrom**

Zahnanomalien Retardation Heiserkeit Keratosen Schleimhautveränderung Anfälle
0 **Lipoidproteinose**

Zahnanomalien Retinadegeneration Mikrophthalmie Makrophakie Sehverlust
! **Mikrophthalmie***

Zahnanomalien Wirbelanomalien Zwergwuchs Hornhautdystrophie Kyphoskoliose
1 **Mukopolysaccharidose Typ IV**

Zahnhypoplasie Zahnverfall
0 **Dentinhypoplasie**

Zahnschmelzdefekt LKGS Spalthand Spaltfuß Hypotrichose
! **Lippen-Kiefer-Gaumen-Spalte mit Spalthand und -fuß**

Zahnschmelzdefekt Dentindefekt Zahnverfall
1 **Capdepont-Syndrom**

Zahnschmelzdefekte Tetanie Muskelhypotonie Osteomalazie Rachitis
0 **Pseudomangelrachitis**

Zahnschmelzdysplasie Hypotrichose Kamptodaktylie Mikrophthalmie
! **Okulo-Dento-Digitales-Syndrom**

Zahnschmelzhypoplasie Ikterus, persistierender Kernikterus
0 **Crigler-Najjar-Syndrom**

Zahnschmelzhypoplasie Tetanie Brachymetacarpie-4 Minderwuchs Katarakt
1 **Osteodystrophia hereditaria Albright**

Zahnstellungsanomalien Kieferknochenauftreibung
1 **Cherubismus**

Zahnunterzahl Gingiva-Hyperplasie Hornhautdystrophie
0 **Zahnunterzahl***

Zahnunterzahl Hyperhidrose Canities praematura
1 **Böök-Syndrom**

Zahnverfall Zahnhypoplasie
0 **Dentinhypoplasie**

Zahnverfall Zahnschmelzdefekt Dentindefekt
1 **Capdepont-Syndrom**

Zahnverfärbung Hypohidrose Pigmentierungsanomalien Palmoplantarkeratose
1 **Naegeli-Syndrom**

Zahnverlust Frakturen
2 **Hypophosphatasie**

Zahnverlust Frakturen Rachitis
1 **Hypophosphatasie**

Zahnverlust, frühzeitiger
Zahnschmelzdefekt

Zerebralsklerose, kindliche Hyperpigmentierung Diabetes mellitus
0 **Nebenniereninsuffizienz, angeborene**

Zungenlappung Frenulahypertrophie Syndaktylie CFD Zahnanomalien Hypotrichose
! ♀ **Oro-Fazio-Digitales Syndrom**

Zungenlappung Hörverlust CFD Frenulahypertrophie Zahnanomalien Polydaktylie
! **Mohr-Syndrom**

Zungenpapillen, fehlende Analgesie Speichelfluß Areflexie Alacrimie
1 **Riley-Day-Syndrom**

Zwangsbewegungen Muskeldystonie Krämpfe Athetose Skoliose Lordose
1 **Torsions-Dystonie**

Zwangshaltungen Mikrodaktylie Verknöcherungen, schmerzhafte, Muskeln, Sehnen
1 **Fibrodysplasia ossificans progressiva**

Zwerchfellhernien Dislokationen Arthrochalasis Luxationen
! **Gelenkeschlaffheit***

Zwergwuchs Tibia, eckige CFD Zyanose Skelettanomalien, multiple Dyspnoe
! † **Zwergwuchs-Syndrom, kamptomeles**

Zwergwuchs Brachymelie Polydaktylie Thoraxdystrophie LKGS Lungenhypoplasie
! † **Thoraxdystrophie-Polydaktylie-Syndrom**

Zwergwuchs CFD Fotosensibilität Oligophrenie Sehverlust Hörverlust Retardation
1 **Cockayne-Syndrom**

Zwergwuchs CFD Verknöcherungsstörungen, Achsenskelett Kurzhals Mikromelie
! † **Achondrogenesis**

Zwergwuchs Haardystrophie Glockenthorax Nageldystrophie Arthrosen
1 **Knorpel-Haar-Hypoplasie**

Zwergwuchs Hornhautdystrophie Kyphoskoliose Zahnanomalien Wirbelanomalien
1 **Mukopolysaccharidose Typ IV**

Zwergwuchs Infektionen Thoraxdysplasie Dyspnoe Zyanose Nierendysplasie
! **Jeune-Syndrom**

Zwergwuchs Klumpfuß Gelenkdysplasien Extremitätenmißbildungen, multiple
! **Nievergelt-Syndrom**

Zwergwuchs Kyphoskoliose Metatropie Platyspondylie Analhautfalte
! **Zwergwuchs, metatropischer**

Zwergwuchs Mandibula-Hypoplasie Gelenkdysplasie Extremitätenmißbildungen, multiple
! **Nievergelt-Syndrom**

Zwergwuchs Mikrogenie Vogelgesicht Mikrophthalmie Katarakt CFD
! **Hallermann-Streiff-Syndrom**

Zwergwuchs Muskelhypotonie Kardiomyopathie Oligophrenie CFD Stimme, hohe
! **Mulibrey-Zwergwuchs**

Zwergwuchs Alopezie Kachexie Vergreisung Gerodermie Arteriosklerose
0 **Hutchinson-Gilford-Syndrom**

Zwergwuchs CFD Retardation Anfälle Tetraplegie
0 **Coffin-Syndrom**

Zwergwuchs Lendenlordose Arthrochalasis Brachydaktylie
! **Hypochondroplasie**

Zwergwuchs Mikromelie Dyspnoe Brachyphalangie Wirbelanomalien
! † **Zwergwuchs, tanatophorer**

Zwergwuchs Asymmetrie CFD Skoliose Pubertas praecox Retardation
! **Silver-Syndrom**

Zwergwuchs CFD Retardation Epiphysendeformation, Phalangen
1 **Dysostosen, periphere**

Zwergwuchs CFD Mikromelie Kyphose Bulldoggengesicht Glockenthorax
! **Parrot-Syndrom**

Zwergwuchs Lordose Ganganomalien Platyspondylie Skoliose
1 **Dysplasia spondylo-epiphysaria, pseudoachondroplastische**

Zwergwuchs Mikromelie Klumpfüße Skoliose Gaumenspalte Kontrakturen
! **Zwergwuchs, diastrophischer**

Zwergwuchs Pubertas tarda
0 **Zwergwuchs-Syndrom, hypophysäres**

Zwergwuchs Retardation Tibia-, Fibulaverbiegung Beckendysplasie
! **Weismann-Netter-Syndrom**

Zwergwuchs Gaumenspalte Extremitätenverkrümmung Mikromelie
! **Kniest-Syndrom**

Zwergwuchs Vogelkopf Mikrozephalie CFD Oligophrenie Hypogonadismus
! **Vogelkopf-Zwergwuchs**

Zyanose Asphyxie Minderwuchs Pulmonalstenose Cariesneigung Trommelschlegelfinger
! **Fallot-Syndrom**

Zyanose Asphyxie
! **Choanalatresie**

Zyanose Dyspnoe Tachykardie
0 **Ebstein-Syndrom**

Zyanose Hypertonie, pulmonale Trommelschlegelfinger Infektion Dyspnoe
1 **Lungenfibrose, familiäre, diffuse**

Zyanose Infektionen Dyspnoe Mißbildungen, kardiovaskuläre, intestinale
! **Ivemark-Syndrom**

Zyanose Lungeninsuffizienz Dyspnoe
0 **Wilson-Mikity-Syndrom**

Zyanose Methämoglobinämie
! **Methämoglobinämie-Syndrom**

Zyanose Muskelhypotonie Kardiomegalie Anfälle Mißgedeihen Dyspnoe
0 **Glykogenose Typ II**

Zyanose Nierendysplasie Zwergwuchs Infektionen Thoraxdysplasie Dyspnoe
! **Jeune-Syndrom**

Zyanose Sehverlust Idiotie Mikrozephalie Apnoe
1 **Amaurotische Idiotie, familiäre, kongenitale**

Zyanose Skelettanomalien, multiple Dyspnoe Zwergwuchs Tibia, eckige CFD
! † **Zwergwuchs-Syndrom, kamptomeles**

Zyanose Stridor Nahrungsaufnahme, erschwerte Stimmabnormitäten
0 **Spalt-Larynx**

Zyanose Trommelschlegelfinger Cor pulmonale Lungeninsuffizienz Dyspnoe
3 **Lungenfibrose, familiäre, polyzystische**

Zyklopie Mikrozephalie Retardation Hypotelorismus Krämpfe CFD LKGS
0 **Holoprosenzephalie***

Zystennieren Hämorrhagien, intrakranielle
2 **Aneurysma, intrakranielles**

Zystennieren Polydaktylie Kryptophthalmus LKGS CFD Meningozele
! † **Meckel-Syndrom**

Zysten, Pankreas Hämangioblastome Retinaangiome Kopfschmerz
! **v.-Hippel-Lindau-Syndrom**

FSC
www.fsc.org
MIX
Papier | Fördert gute Waldnutzung
FSC® C083411

Zeitfracht Medien GmbH
Ferdinand-Jühlke-Straße 7
99095 Erfurt, Deutschland
produktsicherheit@kolibri360.de